현대 가정의학 시리즈 5

온 가족이 다함께 건강한 한 평생을!!

탈모방지법

완벽한 사진해설

현대건강연구회 편

太乙出版社

머 리 말

어떤 조사에 의하면 20세 이상의 남성 10명 중 8명은 탈모증으로 고민하고 있다는 결과가 나와 있다.

'당신 요즘 머리 숱이 적어졌군요'라고 말하는데 찔끔하지 않는 사람은 없을 것이다. 머리를 감을 때에 대량으로 빠진 머리카락을 발견하기도 하고 아침에 일어나 보면 베개 밑에 머리카락이 수북히 빠져 있거나 하면 그날은 하루종일 우울한 기분에 잠겨 버린다.

특히 최근에는 20세 전후의 젊은 세대에게도 탈모가 눈에 띄어 '탈모 불안시대'가 열리고 있다. 각종 육모제(育毛劑 : 다른 이름으로는 발모촉진제, 모발재생제)가 폭발적인 매상을 올리고 있는 것을 보더라도 탈모로 고민하고 있는 사람이 얼마나 많은지 알 수 있을 것이다.

병적인 탈모는 그렇다 치고 많은 남성이 고민하고 있는 탈모증(정확하게는 남성형 탈모증이라고 한다)을 방지하기 위해서는 일상생활을 어떻게 영위해 나가느냐가 중요한 포인트가 된다.

이 말은 머리카락이 전신 상태를 민감하게 반영하는 거울로 몸의 상태가 나쁘면 탈모 방지도 할 수 없다는 것이다. 밸런스 잡힌 식사를 한다 라는 건강한 생활을 명심하고 마사지 등의 치료를 할 때 비로소 탈모증을 치료하거나 예방할 수 있는 것이다.

이 책에서는 이런 일상생활에 있어서의 탈모 예방 대책을 모든 각도에서 살펴보았다. 마사지 외에도 지압, 뜸질, 샴푸 방법 등 상세하게, 그리고 알기 쉽도록 해설하고 있다. 매일 5분이라도 좋으니까 마사지한다. 샴푸할 때도 요령을 약간만 구사하는 등 매일매일의 노력이 열매를 맺어 탈모를 방지할 수 있는 것이다.

후반의 이론편에서는 탈모의 원인과 머리카락의 구조, 성장의 원리 등에 대해 상세하게 해설하고 바른 지식을 가지고 탈모 예방에 임할 수 있도록 연구하고 있다. 또 병원에서의 치료법과 다른 탈모증에 대해서도 언급하는 것과 함께 항간에 전해지고 있는 머리카락에 관한 상식도 다루고 있다.

남성형 탈모증은 유전과도 관계가 있다. 그러나 그렇다고 해서, 아버지가 머리 숱이 적었다고 해서 자신도 반드시 머리카락이 없어진다고는 할 수 없다. 탈모가 걱정된다고 해서 결코 당황해서는 안되는 것이다.

한편 스트레스도 탈모의 원인이다. 탈모를 너무 걱정하여 '전부 다 빠지는 것은 아닐까'라고 걱정하는 것은 오히려 좋지 않다. 걱정하는 것 때문에 악순환을 거듭하기 전에 우선 이 책의 방법을 받아들여 노력을 계속하기 바란다.

머리카락은 피부의 일부이다. 피부의 노화는 비교적 눈에 띄기 쉽기 때문에 빨리 손질을 하곤 하는데 머리카락쪽은 그만 지나쳐 버리는 경향이 있다. 그러나 정성스럽게 손질을 하면 살결이 싱싱하게 유지되듯 머리카락도 손질을 게을리하지 않으면 언제까지나 건강하게 유지할 수 있는 것이다.

탈모가 걱정이 되고 있는 분들에게 이 책이 조금이라도 도움이 되었으면 좋겠다.

편자 씀

차례 *

* 차례

차례 *

＊ 차례

탈모를 방지하고 오래도록 젊은 모발을 간직하기 위한 이론편

누구나 쉽게 이용할 수 있는
탈모방지법

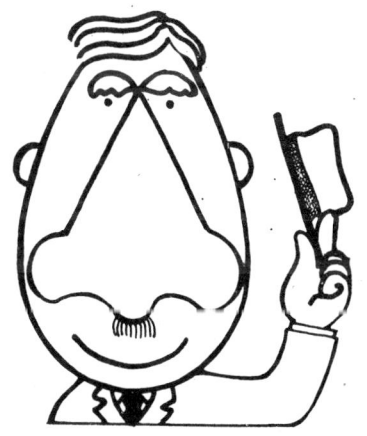

✻ 탈모방지를 위한 기초지식

이런 징조가 머리에 나타나고 있지는 않은가

브러싱이나 샴푸를 한 뒤 보통 때 보다 머리카락이 많이 빠져 깜짝 놀란 적은 없는가. '어쩌면 대머리가 될 징조인가?'라는 의문은 결코 다른 사람의 일이 아니다.

그러나 10만 개 정도나 있는 머리카락 중 하루 50~80개 정도가 빠지는 것은 자연스러운 현상이다. 이상하게 생각하기 전에 남성형 탈모의 징후가 되는 몇 가지 증상을 체크해 보자.

① 두피(頭皮)나 이마에 기름이 끼지는 않는가

탈모는 호르몬의 밸런스가 원인의 하나로 되어 있다.

남성형 호르몬은 효소의 작용에 의해 강력해지고 머리털 뿌리 부분에 작용하고 있는데, 이 때의 특징으로서 기름의 분비 증가와 탈모가 보인다는 것이다. 왠지 두피나 이마가 반짝반짝 빛이 난다, 머리가 샴푸를 해도 금방 기름이 껴버린다라는 상태가 보여지면 탈모의 주의 신호이다.

② 두피가 땅기지는 않는가

탈모는 머리의 혈행(血行)이 장애를 받는 경우에도 일어난다. 이와 같은 경우의 특징으로서 두피와 두개골이 딱 붙어 있는 듯한 느낌으로 두피를 움직이려 해도 좀처럼 움직일 수가 없는 경우를 들 수 있다. 두피가 땅기느냐 아니냐는 중요한 체크 포인트이다.

③ 비듬이 많지 않은가

비듬은 두피세포가 죽은 것인데 비듬이 생기면 예고의 한가지 증상이다. ①과도 관계가 있는데, 머리에 기름이 끼게 된다는 것은 분비물이 늘었다는 증거이다. 이 분비물 중 비듬을 만드는 원흉이 되는 것은 중성 지방과 스쿠알렌이다. 중성지방은 효소에 의해 지방산으로 분리되고 스쿠알렌은 자외선에 닿으면 과산화지방으로 변하는데 모두 자극이 강하여 피부에 악영향을 미친다. 비듬이 눈에 띄게 되면 슬슬 탈모에 주의할 필요가 있다.

④ 근지럽지 않은가

비듬에 동반되어 일어나는 것으로는 근지러움, 피부의 트러블이 있다. 근지러움이라는 것은 유해세균 때문에 발생하는 것으로 극히 약한 통증이긴 하지만 경시하는 것은 금물이다. 평소보다 탈모가 많아지지는 않았는지 주의하기 바란다.

⑤ 브러싱이나 샴푸 때 어느 정도 빠지는가

아침에 일어난 때 베개 밑에 떨어져 있는 머리카락과 브러싱, 샴푸 때 빠지는 머리카락의 양이 이상하게 많으면 역시 요주의이다.

⑥ 모공이 위축되면서 머리카락이 가늘어진다

혈행장애나 피지선 기름 과다분비로 인하여 모공이 위축되면서 머리가 가늘어지면 탈모될 가능성이 높아진다. 탈모되는 머리카락을 보면 끝은 굵은데 모근 쪽으로 가면서 가늘어진 경우를 볼 수 있다. 이것은 모공이 위축된 것으로 탈모의 직접적인 원인이 된다(정상적인 모발은 휴지기가 되어 빠질 때는 모근 부위가 곤봉모양으로 거칠거칠하다).

비듬을 많드는 원흉이 되는 것은 중성지방과 스쿠알렌

이런 징조가 나타나면 요주의

두피를 잡아당겨도 움직이지 않는다.

두피와 두개골이 딱 붙어 있기 때문에 일어나는 현상. 혈액이 흐르기 어려워 탈모로 연결된다.

두피와 이마에 기름이 낀다.

남성형 호르몬이 강하게 작용하고 있기 때문에 탈모로 연결된다.

비듬이 많다

비듬은 분비물 중 중성 지방과 스쿠알렌이 관계 있다. 중성 지방은 지방산으로 분리되고 스쿠알렌은 자외선에 의해 과산화지질로 변화하는데 자극이 강하여 피부에 트러블을 일으켜 탈모.

샴푸해도 곧 머리에 기름이 끼게 된다.

남성 호르몬이 작용하여 기름 분비가 늘어 있다는 증거. 주의.

근지럽다

피부에 트러블이 있으므로 모발이 빠진다.

브러시를 할때 많은 모발이 빠진다

탈모 증상이 시작되어 있을지도 모른다.

샴푸할때 많은 모발이 빠진다

조금이라면 걱정 없지만 이상하게 모발이 빠지는 것은 위험하다.

① 마사지로 예방한다

우선 따뜻하게 하여 혈행을 좋게 한다

두부(頭部)는 몸의 다른 부분에 비해 피부(두피)와 뼈(두개골)가 밀착되어 있기 때문에 아무래도 혈행이 나빠지는 경향이 있다.

혈행이 나빠지면 머리카락으로의 영양보급이 충분히 실시되지 않게 되어 탈모가 눈에 띄게 된다. 탈모를 방지하기 위해서는 우선 머리의 혈행을 좋게 할 것. 그를 위해 유효한 방법의 한 가지가 마사지이다.

마사지의 구체적인 방법과 순서에 대해서는 뒤에서 상세하게 언급하겠는데, 그것을 시작하기 전에 미리 목과 어깨를 따뜻하게 해 두면 혈액의 순환이 촉진되어 보다 큰 효과를 기대할 수 있다. 따뜻하게 할 곳은 혈액이 머리를 향하는 길인 목과 어깨로, 머리를 직접 따뜻하게 할 필요는 없다.

여기에서는 주변 가까이에 있는 것을 사용하여 따뜻하게 하는 방법을 소개하겠다. 모두가 손쉽게 할 수 있는 방법이므로 꼭 시험해 보기 바란다.

따뜻하게 하는 법

① 시판되고 있는 아이스논을 85도 정도로 데운 물에 약 10분 정도 침적시킨 뒤 핫팩을 만든다.

② 베스타올로 핫팩을 말아 목에서부터 어깨에 걸쳐 10~15분 정도 따뜻하게 한다.

두 손으로 목줄기에만 대지 말고 베개로 삼는 것도 좋을 것이다.

타올을 넷으로 접거나 여섯으로 접어 핫팩 위에 얹으면 온도 조절도 자유롭다.

드라이어로 따뜻하게 한다

드라이어를 목줄기에서 10cm 정도 떼어 놓고 온풍을 댄다. 목욕 뒤 특히 세발한 때는 머리를 건조시키면서 '목줄기에서부터 어깨'에 걸쳐 의식적으로 따뜻하게 해 주기 바란다.

다쓴 회로로 따뜻하게 한다

시판되고 있는 회로를 다 쓰고 난 뒤 타올이나 거즈로 말아 따뜻하게 한다.

어깨에서 목줄기, 후두부로 회로를 이동시키면서 온열이 전체적으로 퍼지도록 한다.

증기 타올로 따뜻하게 한다

① 뜨거운 물에 타올을 담근다.

② 손에 고무장갑을 끼고 타올을 짜 화상을 입지 않을 정도로 식힌 다음 사용한다.

따뜻하게 하는 시간은 10~15분 정도가 적당할 것이다.

그때 타올을 비닐 봉지로 감싸거나 또는 타올 위에 비닐을 겹쳐 사용하면 열이 도망가지 않게 되어 온열 효과를 보다 지속시킬 수 있을 것이다.

마사지 전에 목에서부터 어깨에 걸쳐 따뜻하게 해두면 혈행이 더욱 좋아진다.

목에서부터 어깨에 걸쳐 따뜻하게 하는 방법

드라이어로

드라이어로 목 근육에
온풍을 보낸다.

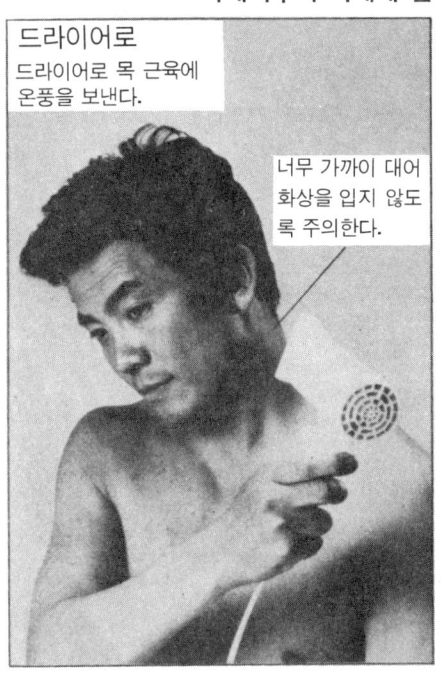

너무 가까이 대어
화상을 입지 않도
록 주의한다.

핫팩으로

아이스논을 열탕으로 데워
타올로 감아 후두부에 댄다.

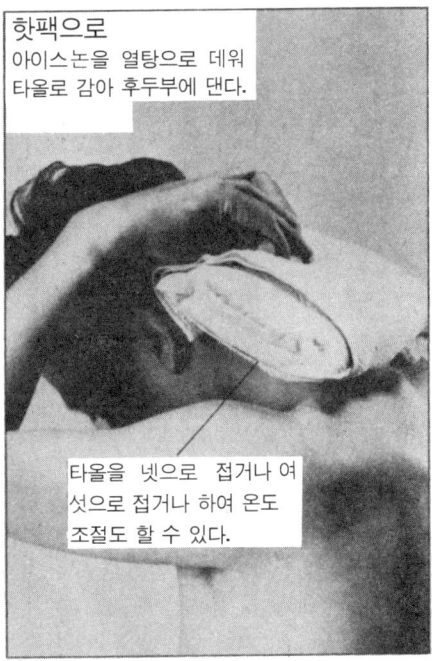

타올을 넷으로 접거나 여
섯으로 접거나 하여 온도
조절도 할 수 있다.

증기 타올로

증기 타올 위에 비닐을 겹치면
온열 효과가 한층 지속된다.

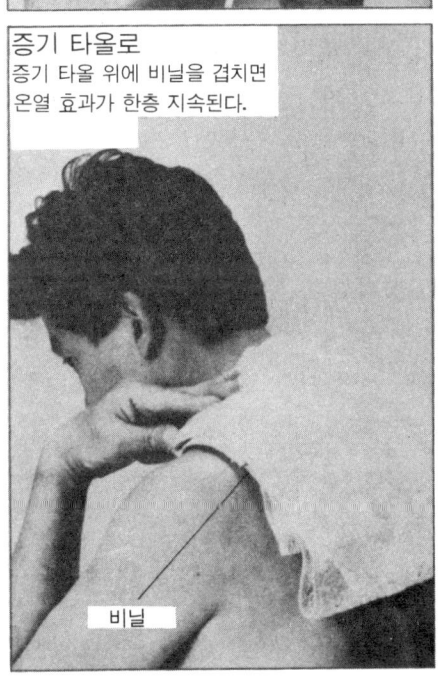

비닐

다 쓴 카이로로

다 쓴 카이로를 타올거즈로 감싸거나
미리 타올거즈를 깔아 놓고 그 위에서
따뜻하게 한다.

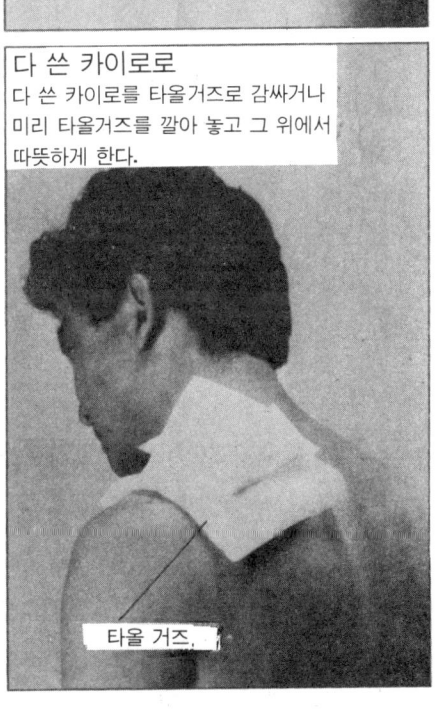

타올 거즈,

② 마사지로 예방한다

머리카락에 영양을 공급한다

근육통을 느낄 때 아픈 곳에 손을 대고 돌려 증상을 완화시킨 경험이 여러분에게도 한 번이나 두 번은 있지 않을까. 문지르면 근육의 긴장이 풀려 혈행이 좋아져 통증이 적어지게 할 수 있다. 누구나가 자연스럽게 실시할 수 있는 방법이 마사지에는 상당히 있다. 마사지란 근육과 핏줄을 만지기도 하고 주무르기도 하여 상쾌한 자극을 주는 것에 의해 체내의 신진대사를 촉진시키는 수기요법(手技療法)을 말한다.

탈모를 예방하는 방법으로써 여기에서는 머리의 마사지부터 소개하겠다.

머리를 마사지하면 피부가 가볍게 당겨져 두피와 두개골 사이의 긴장이 느슨해진다. 그 결과 혈행이 자연스럽게 잘 흐르게 된다. 자극도 동시에 가해지기 때문에 더욱 촉진되는 것이다.

피의 돌기가 좋아지면 머리카락에 충분한 영양이 공급되게 되므로 탈모예방의 효과를 가져오게 되는 것이다. 마사지에는 또 발모를 돕는 효과도 있다.

여기에서 소개하는 마사지는 손바닥 전체와 손가락을 사용하는 방법이다. 모두 '1, 2, 3, 4'라고 입으로 세면서 실시하면 리듬을 타기 쉬워 마사지를 잘 할 수 있다.

손바닥을 사용한 마사지

손바닥 전체를 사용하여 폭 넓게, 다소 강하게 쓸어올리는 듯한 느낌으로 마사지한다.

이마에서부터 후두부, 귀 위에서부터 측두부에 걸쳐 앞에서 뒤를 향해 마사지를 진행하는 것이 기본이다.

이것을 여러 번 반복한다.

손가락 끝을 사용한 마사지

인지를 살갗에 직각이 되도록 세우고 힘을 조금 가하면서 손가락을 돌려 마사지한다. 오른쪽, 왼쪽, 어느쪽 방향으로 돌려도 상관없다. 손가락을 대는 부분을 조금씩 빗기면서 마찬가지로 마사지를 반복한다.

손가락을 빗겨가는 방향은 역시 앞에서 뒤로가 원칙이다.

머리 꼭대기를 통과하는 선(정중선)을 이마의 머리카락 난 곳에서부터 후두부에 걸쳐 마사지했으면 3cm 정도씩 양쪽으로 손가락을 빗기고 마찬가지로 앞에서 뒤로 선을 그리듯이 마사지해 간다.

마무리로 귀 위에서부터 뒤로 돌리고 귀 아래까지 마사지하여 끝을 낸다.

어느 방법이나 마사지할 곳을 이동할 때는 손가락 끝을 살갗에서 완전히 떼지 말고 미끄러지듯이 움직인다.

양쪽을 합하여 4~5분 매일 계속하면 효과가 있다.

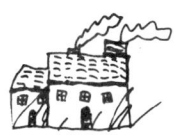

손바닥 전체와 인지로 이마의 머리카락이 난 곳에서부터 후두부에 걸쳐 강하게 쓸어올린다.

모발에 영양을 보내는 마사지

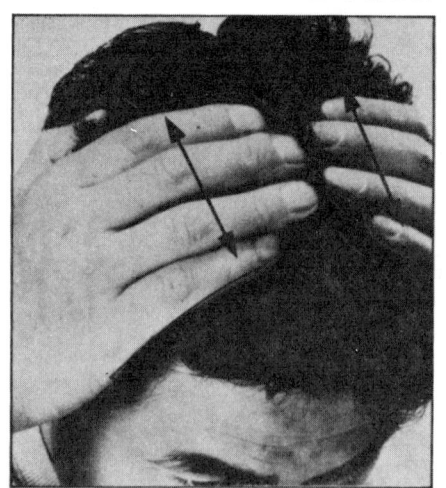

손바닥 전체를 사용한다.

손바닥을 사용한 마사지

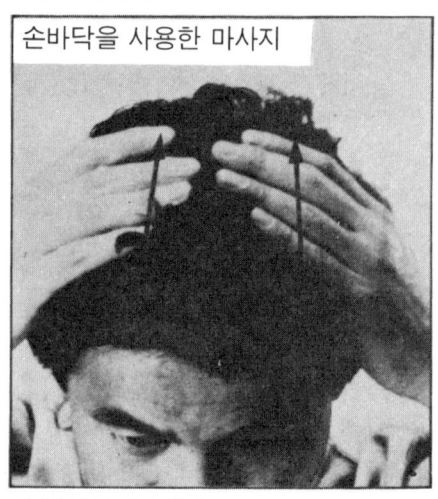

앞에서 뒤로 다소 강하게
쓸어올리듯이 마사지한다.

손가락끝을 사용한 마사지

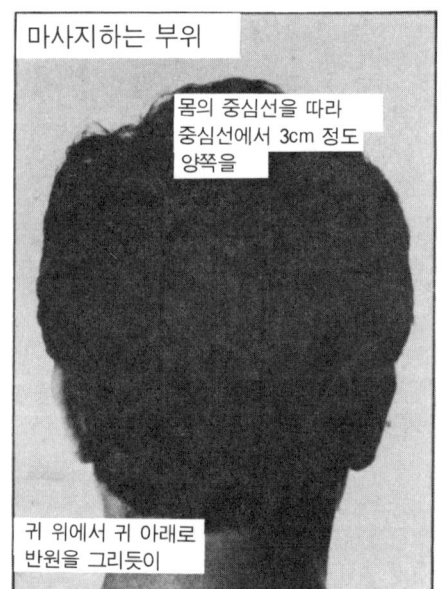

마사지하는 부위

몸의 중심선을 따라
중심선에서 3cm 정도
양쪽을

귀 위에서 귀 아래로
반원을 그리듯이

인지를 눌러 붙이고 손가락 끝으로
돌리듯이 마사지한다.

③ 마사지로 예방한다

두피에 여유를 준다

'머리카락이 적은 사람은 두피가 두개골에 딱 붙은 모양이 되어 두피를 움직이려 해도 좀처럼 움직이지 않는다.'

옛부터 이런 말이 자주 있어 왔다. 현재 미장원의 미용사나 이발사 중에는 머리를 만지거나 두피의 상태를 보는 것만으로 거의 틀림없이 탈모의 가능성을 판단할 수 있는 사람이 있다고 한다.

두피가 움직이지 않는 것은 두개골과 두피 사이에 충분한 틈이 없다는 것을 의미하고 있다. 이래서는 혈액의 순환이 잘 되지 않아 그 결과 조직이 영양 부족이 되어버려 탈모를 유발할 수 있다.

그러나 이것을 바꾸어 말하자면, 이 사이에 여유를 줄 수 있는 한 탈모를 방지하는 것도 가능하다 라는 말이 된다.

앞서 '머리카락에 영양을 공급한다'는 설명은 이 이치를 거꾸로 응용한 것인데, 여기에서는 좀더 적극적으로 틈을 주는 방법으로써 두피를 잡아당기는 마사지를 소개하겠다.

마사지는 매일 계속할 때 비로소 효과가 있다. 탈모를 방지할 뿐만 아니라 발모 효과도 기대할 수 있으므로 꼭 실행하기 바란다.

① 두피 잡아 당기는 방법

한쪽 손바닥으로 머리를 누르고 또 한 손의 엄지와 인지로 끼우듯이 해서 잡아당겨 주기 바란다. 머리의 오른쪽은 오른쪽 손가락, 왼쪽은 왼쪽 손가락을 각각 사용한다.

어느 부분부터 시작해도 상관이 없지만 머리카락이 적은 부분만이 아니고 머리가 나있는 곳 전체를 실시하는 것이 요령이다. 손가락의 위치를 조금씩 빗기면서 잡아당기는 곳을 이동시켜 간다. 위치를 바꿀 때는 손가락을 피부에서 떼지 말고 미끄러뜨리듯이 움직이는 것이 좋은 방법이다.

잡아당기는 시간은 1~2초. 한 곳에 2회씩 반복한다.

② 두피 잡아당기는 방법

손가락 끝을 사용하여 두피를 잡아당기는 방법으로 머리의 모든 부분에 응용할 수 있다.

양손의 인지·중지·약지를 두피에 대고 머리 꼭대기로 찔러 올리듯이 잡아당긴다.

잡아당기는 시간은 마찬가지로 1~2초가 좋을 것이다. 손가락의 위치를 빗기면서 머리를 구석구석 잡아당기기 바란다.

머리 꼭대기를 향해 잡아당기는 것은 이렇게 하면 잡아당겨지고 있는 두개골과 두피 사이에 틈이 생겨 그 부분의 혈액 흐름이 좋아지기 때문이다.

머리카락이 나 있는 곳을 엄지 손가락과 인지로 잡아당겨 피부 아래의 혈행을 좋게 한다.

잡아 당기는 마사지법

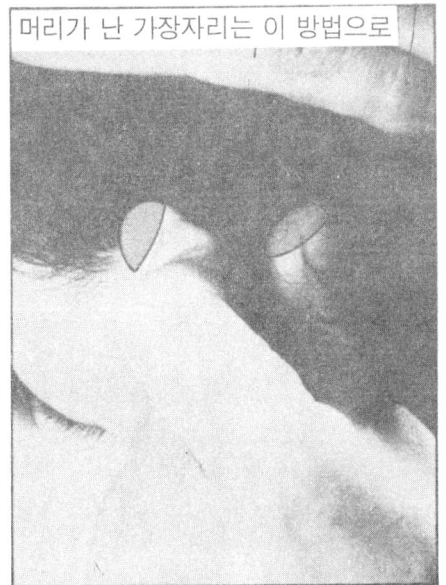

엄지와 인지로 꼬집듯이 잡아당긴다.
한쪽 손으로 머리를 누른다.

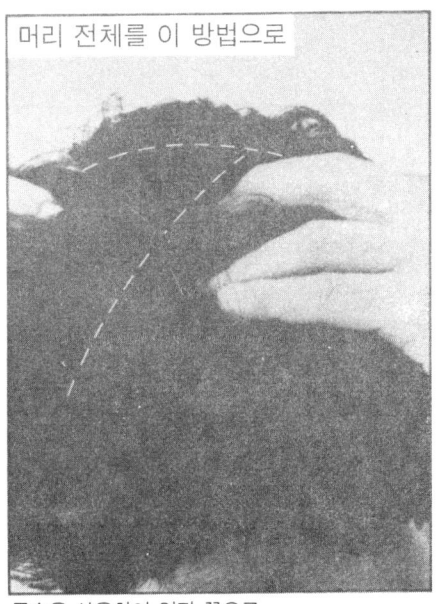

두손을 사용하여 엄지 끝으로
머리 꼭대기를 향해 찔러 올리듯이
잡아당긴다.

잡아당기는 부위

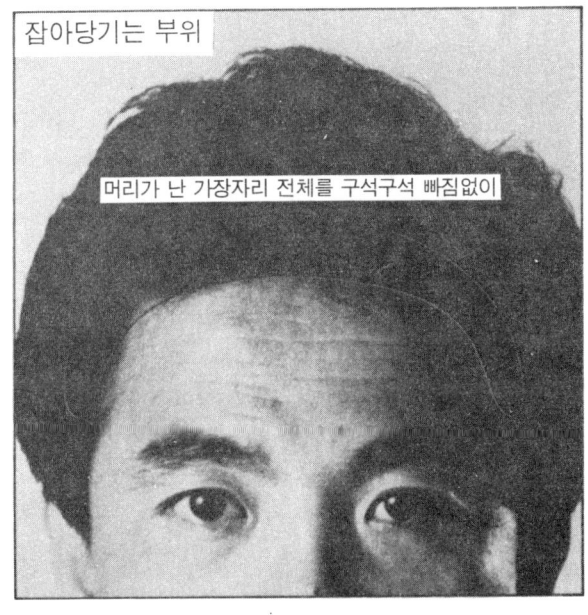

머리가 난 가장자리 전체를 구석구석 빠짐없이

④ 마사지로 예방한다

목·어깨의 결림을 제거한다

머리의 마사지와 병행하여 꼭 실시했으면 하는 마사지가 있다. 그것은 목에서부터 어깨 등에 걸쳐 하는 마사지이다.

심장에서 보내지는 혈액은 어깨와 목을 통과하여 머리로 흘러들어간다.

그 도중 부분인 어깨와 목이 결려 있으면 아무리 머리의 마사지를 실시하여 두개골과 두피의 사이에 틈을 만들어 주어도 망가진 펌프처럼 효과가 나타나지 않는다.

어깨 결림에 동반되어 두통이 일어나는 경우가 자주 있다. 이것은 어깨의 근육이 응결되어 있기 때문에 혈행이 나빠져 머리가 긴장하고 있는 결과라고 생각되고 있다. 사실 이 타입의 두통에서는 어깨를 풀어주는 것에 의해 증상이 가벼워지는 경우가 적지 않다.

또, 지친 때 등, 목줄기를 꼭 잡아주면 머리가 맑아지는 경우가 있다. 이것도 일종의 마사지로 혈액이 머리에 충분히 보내졌다는 것을 뒷받침하고 있다.

탈모의 원인은 혈행 장해에 있는 것이므로 혈행을 좋아지게 하는 방법을 계속해서 받아들여야 한다.

심장에서 머리를 향하는 혈액의 통로를 스무스하게 하기 위한 방법으로써 위에서는 따뜻하게 하는 방법에 대해 언급했으나 여기에서는 어깨의 마사지에 대해 생각해 보겠다.

마사지는 피부와 함께 그 아래에 위치하는 근육을 움직이는 듯한 기분으로 실시하면 잘 할 수 있다. 피부만을 움직이는 방법을 취하면 오히려 불쾌감이 남아 좋지 않다.

목 · 어깨 · 등의 마사지

① 오른손의 인지 · 중지 · 약지를 왼쪽의 목줄기에 댄다. 이때 왼손을 오른쪽 팔꿈치에 대고 지탱하여 마사지하면 하기 쉬워진다.

② 손가락을 살갗에 댄 채 힘을 주어 전후로 움직이면서 마사지한다. 손가락을 돌리듯이 마사지하는 것도 좋을 것이다.

③ 왼손으로 오른쪽 팔꿈치를 들어올려 손가락을 어깨에서 등으로 빗기면서 ②와 같은 마사지를 각각의 부위에 실시한다.

④ 약지와 다른 4개의 손가락으로 어깨의 근육을 잡고 그 근육을 돌리듯이 하여 마사지한다.

이상을 여러 번 반복한다.

⑤ 같은 요령으로 오른쪽 어깨, 목 등을 마사지 한다.

⑥ 마무리로 목줄기 오목한 부분을 4~5회 잡아 마친다.

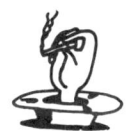

어깨 결림이 있어서는 머리의 혈행도 불충분. 목, 어깨 등의 마사지도 필요치 않다.

목, 어깨, 등의 마사지

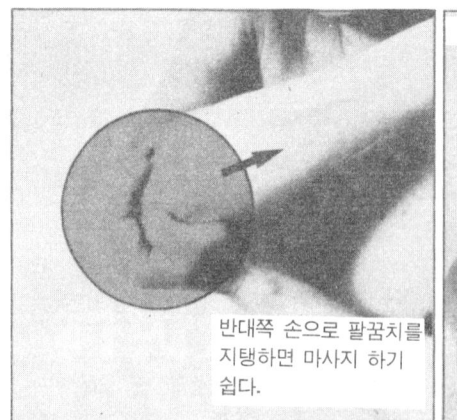

반대쪽 손으로 팔꿈치를 지탱하면 마사지 하기 쉽다.

목 마사지

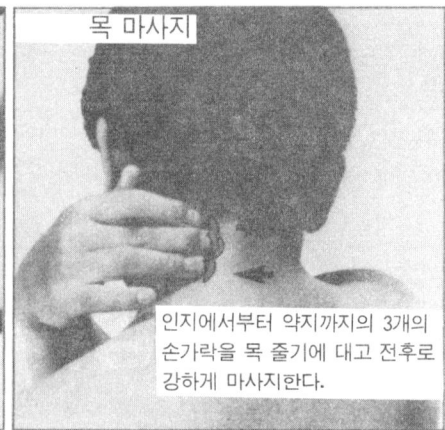

인지에서부터 약지까지의 3개의 손가락을 목 줄기에 대고 전후로 강하게 마사지한다.

어깨 마사지

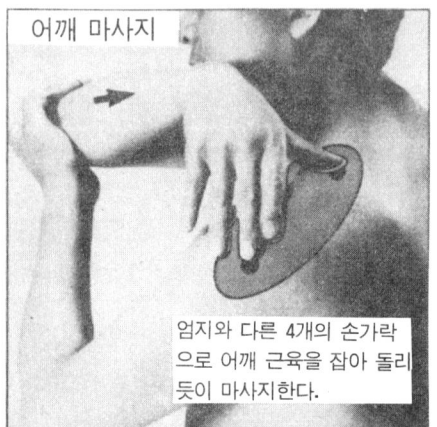

엄지와 다른 4개의 손가락으로 어깨 근육을 잡아 돌리듯이 마사지한다.

등 마사지

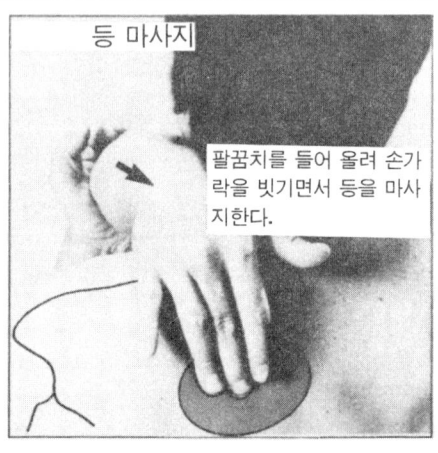

팔꿈치를 들어 올려 손가락을 빗기면서 등을 마사지한다.

마사지를 하는 곳

목에서 어깨에 걸친 부위를 중심으로 오목한 곳을 마사지.

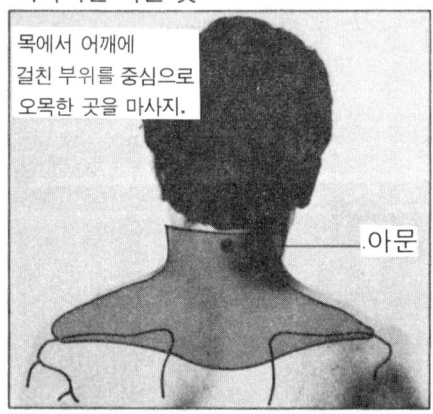

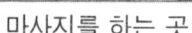.아문

목덜미 오목한 곳의 마사지

마지막으로 목덜미 오목한 곳을 끼우듯이 하여 4~5회 주무른다.

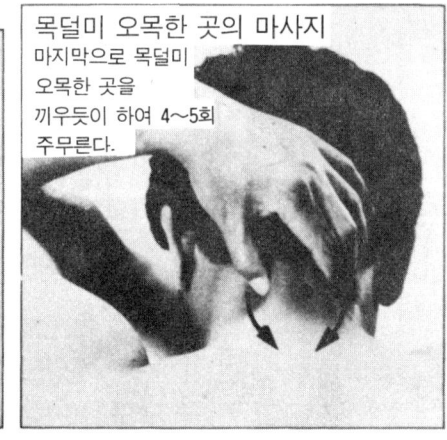

⑤ 마사지로 예방한다

몸 전체를 힘있게 한다

탈모 방지라고 하면 아무래도 머리만 신경이 집중되는데, 복부와 발도 머리카락과 큰 관계가 있다.

좀 의외일런지 모르지만 동양의학에서는 머리카락은 '신경'이라는 경락(經絡 : 급소를 연결하는 전신의 네트워크)으로 좌우된다고 생각되고 있다. 즉 신경에 장해가 있으면 탈모가 일어난다 라는 것이 동양 의학의 사고방식이다.

신경은 발바닥에 있는 '용천(湧泉)'이라는 급소에서 시작되어 발 안쪽을 지나 배꼽 옆을 거쳐 제2 늑간(肋間)으로 계속된다. 발모를 예방하기 위해서는 이 경락에 자극을 주어 장해가 일어나지 않도록 수단을 강구해야 하는 것이다.

신경은 생명이 머무는 경락이라고 하여 건강의 바로메타라고 생각되고 있다. 전신의 건강을 유지할 수 있으면 머리카락으로의 영양 보급은 순조롭게 실시되므로 이 점에서 생각해도 복부와 발로의 자극은 빼놓을 수 없다. 마사지는 신경이 통과하고 있는 루트를 중심으로 실시한다.

① 배 마사지

두 손의 손바닥을 겹쳐 배에 대고 배꼽을 중심으로 시계 방향으로 마사지한다. 강하게 누르지 말고 원을 그리듯이 천천히 손을 이동시키는 것이 요령이다.

마사지의 원은 처음에는 작게, 점점 크게 해 가는 것이 좋을 것이다. 이것을 4~5회 실시한다.

② 배 마사지

두 손을 끼어 배꼽 위에 두고 손바닥에 닿고 있는 부분의 피부와 근육을 배꼽 쪽에 당기듯이 하여 마사지한다. 조금씩 힘을 넣으면서 천천히 당겨 1~2초 동안 그대로의 상태를 유지한 뒤 조금씩 힘을 뺀다. 4~5회 반복한다.

장딴지의 마사지

무릎에 반대쪽의 발을 얹고 엄지 손가락과 다른 4개의 손가락으로 끼우듯이 하면서 장딴지를 마사지한다. 뒤꿈치 아래에서 위를 향해 3cm 정도씩 빗기면서 잘 풀기 바란다.

좌우의 발 모두 4~5회 반복한다.

발바닥의 마사지

최후에는 발바닥의 마사지이다. 무릎에 반대쪽 발을 얹고 발바닥 중앙을 지나는 선을 발가락에서 뒤꿈치를 향해 두 손의 엄지손가락을 겹쳐 눌러 간다. 이것을 3~5회 반복한다. 단 발바닥 한가운데에서 약간 발가락 쪽 가까운 곳에 '용천'이라는 발모에 효과가 있는 급소가 있다. 지압으로 눌러두는 것이 좋을 것이다.

발바닥에서 장딴지, 복부에 걸쳐 구석구석 천천히 마사지한다.

전신의 건강 증진에 도움이 되는 마사지

② 배의 마사지

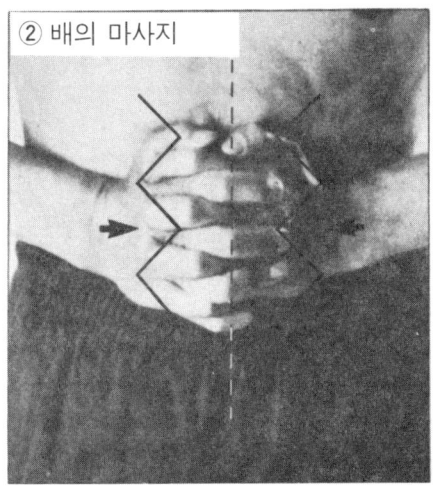

두손을 끼어 배꼽 위에 두고 근육을 배꼽 위쪽으로 붙이는 듯한 생각으로 마사지한다.

① 배의 마사지

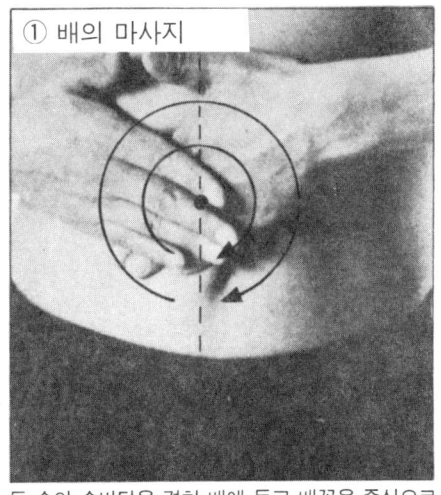

두 손의 손바닥을 겹쳐 배에 두고 배꼽을 중심으로 천천히 시계 방향으로 쓰다듬는다.

발바닥의 마사지

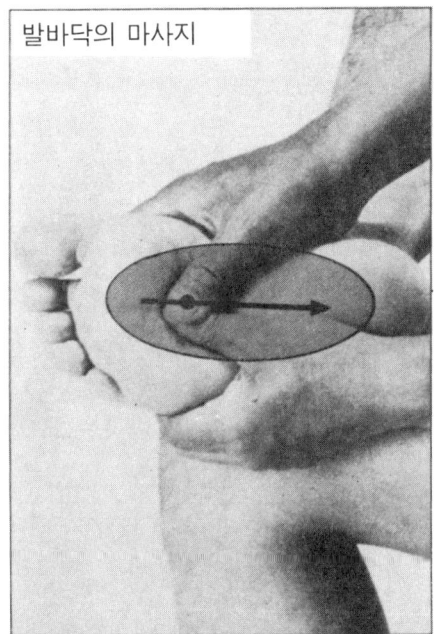

발바닥의 중심선을 발가락에서 뒷꿈치 방향으로 향해 눌러간다. 두손의 엄지를 겹쳐 누르면 힘이 들어가 마사지를 잘 할 수 있다.

장딴지의 마사지

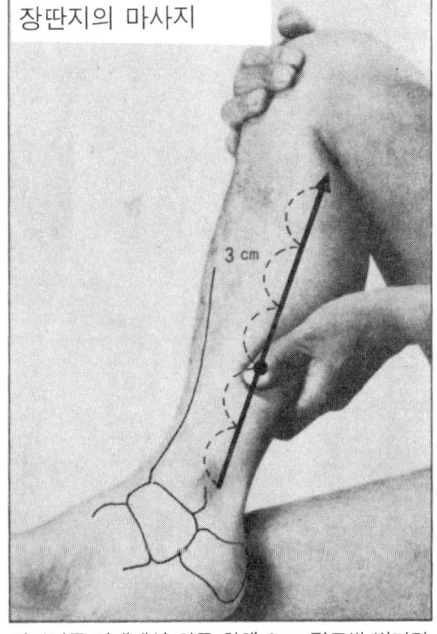

3 cm

장딴지를 아래에서 위를 향해 3cm 정도씩 빗기면서 주물러 푼다.

① 지압으로 예방한다

탈모 예방에 효과가 있는 급소

동양 의학에서 말하는 급소(정확하게는 경혈(經穴)이라고 불리우는 것)는 '경락'이라는 네트워크로 전신 구석구석에 연결돼 있다. 그리고 이 경락의 흐름이 어딘가 멈추어져 있거나 불충분할 때에 몸에 이상이 나타나고 여러가지 병과 증상이 일어난다고 생각하고 있다. 이런 증상이 나타나는 포인트가 다름 아닌 급소인 것이다.

급소란 즉, 몸의 증상이 얼굴을 내미는 풍혈(風穴)과도 같은 것으로 이 풍혈을 통해 자극을 가해 주면 경락의 흐름이 좋아져 전신의 기능이 회복되는 것이다.

일반적인 경향으로써 급소는 뼈와 뼈 사이, 즉 관절 부분, 뼈의 돌출부, 근육과 근육, 또는 근육과 뼈 사이의 도랑 등에 자주 나타난다.

실제로는 그림으로 나타낸 급소의 위치를 손으로 문지르거나, 누르거나, 주무르거나 하여 통증이나 결림, 마비 등이 있는가 어떤가를 조사한다. 이런 자각 이상이 보이면 그곳이 당신의 급소이다.

탈모를 방지하는 급소 찾는 방법

신정(神庭)

미간에서 똑바로 위로 그은 선상에서 앞머리가 나 있는 곳 보다 약

1cm 위로 간 곳에 있다.

백회(百會)

머리 꼭대기. 두 귀를 앞으로 접을 때 생기는 귀의 정점을 똑바로 위로 연결한 선과 얼굴의 중심선이 교차하는 곳에 있다.

전정(前頂)

마찬가지로 얼굴 중심선상에 있고, 신정과 백회 사이인 곡차의 급소에서 약 7cm 위에 있다.

후정(後頂)

후두부의 중심선상으로 백회에서 뒤로 약 3cm 정도 내려간 곳에 있다.

곡차(曲差)

신정에서 좌우로 약 3cm 정도 떨어진 곳에 있는 것이 이 급소이다.

통천(通天)

백회의 경사진 앞. 백회와 전정 사이의 높이로, 머리의 중심선에서 좌우로 약 3cm 정도 떨어진 곳에 있다.

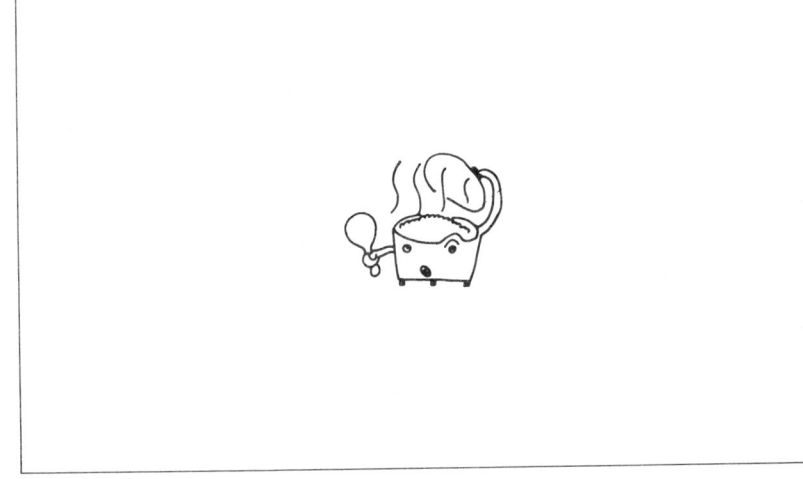

천주(天柱)

목줄기의 머리가 난 옆에,목을 뒤로 움직이는 승모근이라는 근육의 바깥쪽에 있다. 목을 조금 앞으로 숙이면 승모근이 보인다. 그 바로 바깥에 있는 것이 이 급소라고 생각하면 발견하기 쉬울 것이다. 또 두 손을 끼어 후두부에 대고 엄지 끝이 닿는 장소에 있는 것이 급소이다.

풍지(風池)

귓볼 조금 뒤를 손으로 만지면 뼈의 돌기가 발견된다. 이 돌기와 승모근과의 사이의 오목한 곳에 있다.

중부(中府)

어깨 날개죽지 아래, 쇄골의 오목한 부분에서 약 2cm 정도 아래를 만지면 근육이 있다.

각손(角孫)

귀 바로 위에 있다.

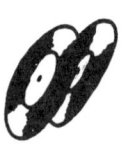

누르거나 주무르거나 하여 통증, 결림, 마비 등이 있으면 거기가 급소

탈모 방지에 효과가 있는 급소

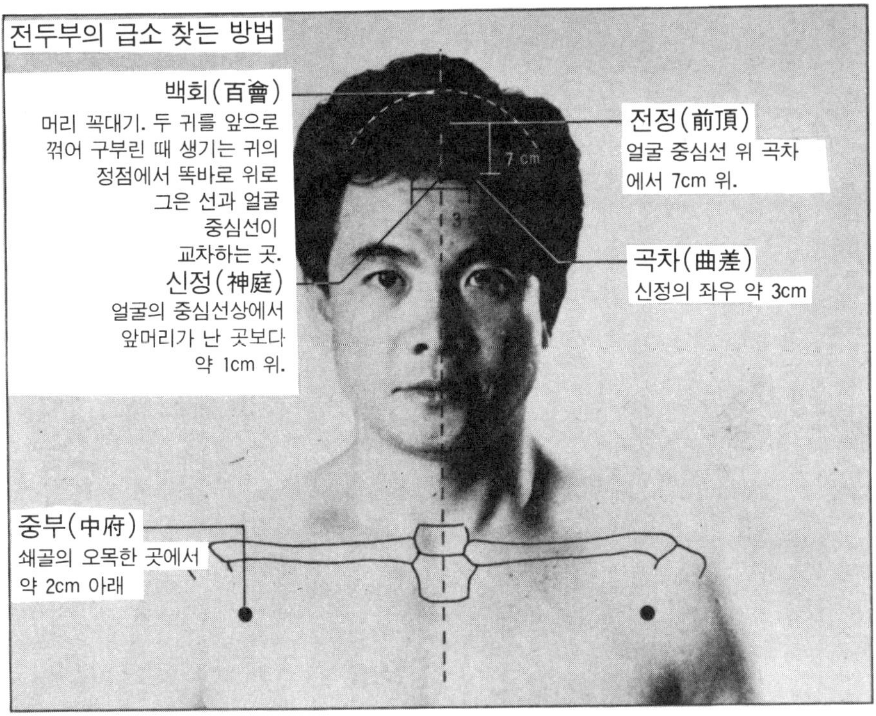

전두부의 급소 찾는 방법

백회(百會)
머리 꼭대기. 두 귀를 앞으로 꺾어 구부린 때 생기는 귀의 정점에서 똑바로 위로 그은 선과 얼굴 중심선이 교차하는 곳.

신정(神庭)
얼굴의 중심선상에서 앞머리가 난 곳보다 약 1cm 위.

전정(前頂)
얼굴 중심선 위 곡차에서 7cm 위.

곡차(曲差)
신정의 좌우 약 3cm

7 cm

중부(中府)
쇄골의 오목한 곳에서 약 2cm 아래

후두부의 급소 찾는 방법

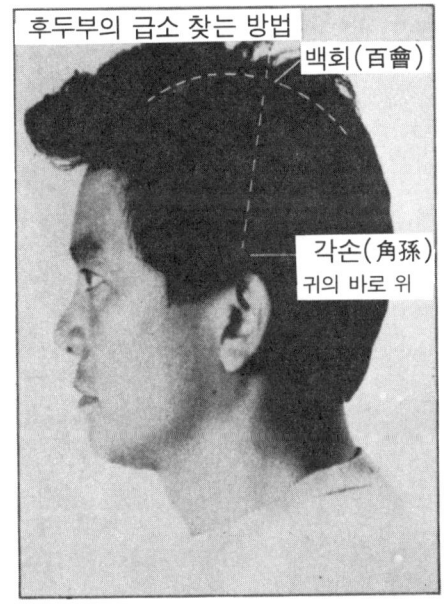

백회(百會)

각손(角孫)
귀의 바로 위

후두부 급소 찾는 방법

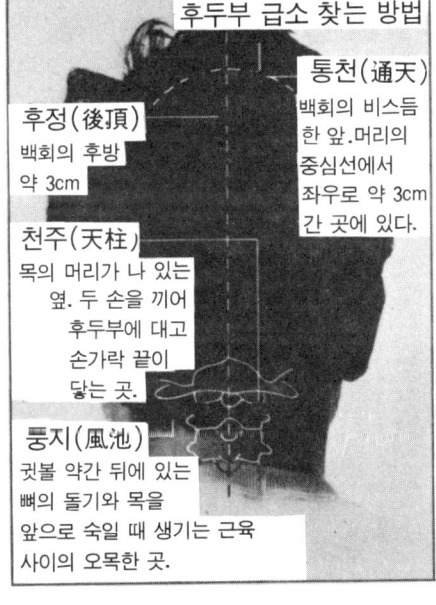

후정(後頂)
백회의 후방 약 3cm

천주(天柱)
목의 머리가 나 있는 옆. 두 손을 끼어 후두부에 대고 손가락 끝이 닿는 곳.

풍지(風池)
귓볼 약간 뒤에 있는 뼈의 돌기와 목을 앞으로 숙일 때 생기는 근육 사이의 오목한 곳.

통천(通天)
백회의 비스듬한 앞.머리의 중심선에서 좌우로 약 3cm 간 곳에 있다.

②　지압으로 예방한다

효과를 올리는
지압의 요령

급소의 위치를 알았으면 드디어 지압의 스타트이다.

급소에 손가락 바닥이 닿도록 손가락을 직각으로 세우고 몸 전체를 향해 수직으로 힘을 넣는 것이 지압의 기본이다.

누르는 힘은 다소 아프게 느끼는 정도, 즉 3~5kg 정도로 조절한다. 익숙해질 때까지는 헬스메터 위에 손가락을 얹고, 눌러 힘이 들어가는 상태를 시험해 보는 것이 좋을 것이다. 3~5kg 정도의 힘으로 누르는 것이 압력이 몸 속까지 닿는데 가장 이상적인 방법이다.

지압은 강하게 누르면 강하게 누를수록 효과적이다 라곤 말할 수 없다. 압통점(통증을 느끼는 곳)을 누르는 것이므로 너무 강하게 누르지 말고 통증을 기분 좋게 느낄 정도인 것이 좋을 것이다.

힘을 가하기 시작했으면 손가락을 떼기까지의 시간은 4~5초이다. '1, 2, 3'이라고 세면서 서서히 힘을 넣고 '4, 5, 6'이라고 세면서 힘을 빼면 감각을 잡을 수 있다. 갑자기 힘을 넣기도 하고 빼기도 하는 것은 피하기 바란다.

또 지압을 할 때는 심신 모두를 릴렉스시키는 것이 중요하다. 편안한 자세를 취하고 안정된 기분으로 실시하기 바란다.

지압하는 곳에 따라 손가락을 달리 사용한다

지압에는 엄지 손가락을 사용하는 방법, 손바닥 전체로 지압하는 방법, 엄지손가락을 제외한 손가락을 사용하는 방법 등 몇 가지 방법이 있다. 각각의 급소의 위치를 고려하여 손가락에 힘을 넣기 쉽도록 연구되어 있는 것이다.

머리의 지압은 다음과 같은 방법을 사용할 수 있다.

두정부(頭頂部)의 지압은 이렇게 한다

백회 등 두정부의 급소를 지압할 때는 인지(중지라도 된다)를 사용한다.

팔꿈치를 가볍게 구부려 머리 위로 뻗고 두 손의 인지(또는 중지)를 겹쳐 급소에 댄다. 이렇게 하면 힘이 들어가 효과적인 지압을 얻을 수 있다.

측두부(側頭部)의 지압은 이렇게 한다

각손 등 관자놀이나 귀 앞에 있는 급소는 인지에서 새끼 손가락까지의 네 개의 손가락을 사용한다. 중지를 중심으로 인지, 약지를 붙이면 하기 쉬울 것이다. 좌우의 급소는 동시에 지압한다.

후두부(後頭部)의 지압은 이렇게 한다

천주나 풍지 등 후두부에 있는 급소는 두 손으로 목 뒤를 받치고 엄지손가락으로 지압한다.

모든 경우에 압력을 가할 때는 숨을 빨아들이고 압력을 풀 때는 숨을 토한다. 이것을 3~5회 반복한다. 아침 저녁 2회 또는 아침·점심·저녁 하루 3회 실시해도 좋을 것이다.

> ## 급소가 있는 장소에 따라 손가락을 구별하여 사용하고, 몸의 중심을 향해 수직으로 힘을 가한다

지압 효과를 올리는 손가락의 사용법

지압의 요령
손가락 바닥을 사용하여 몸 안쪽을 향해 수직으로 힘을 넣는다.

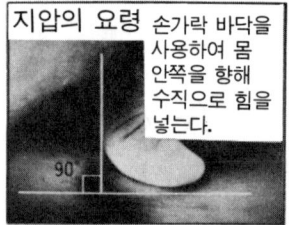

힘을 넣는 방법
손가락의 이 부분에 힘을 넣는다.

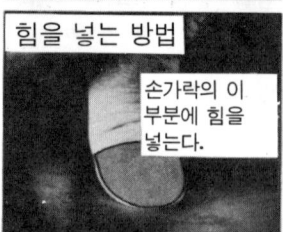

백회 찾는 법

머리의 바로 꼭대기, 두 귀를 앞으로 꺾었을 때 생기는 귀의 정점에서 똑바로 위로 그은 선과 얼굴 중심선이 교차되는 곳.

두정부(頭頂頭)의 지압

아래 방향을 향해 누른다.

백회 등 두정부의 급소는 인지를 겹쳐 누른다.

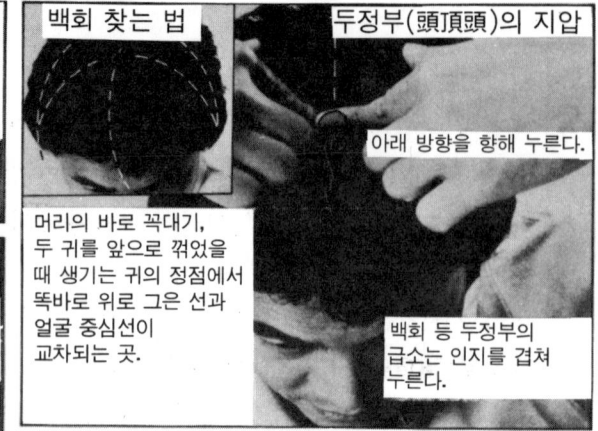

각손 찾는 법
귀 바로 위

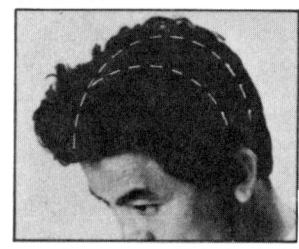

측두부의 지압
각손 등 측두부의 급소는 중지를 중심으로 인지·약지를 대고 누른다.

돌출된 윗부분을

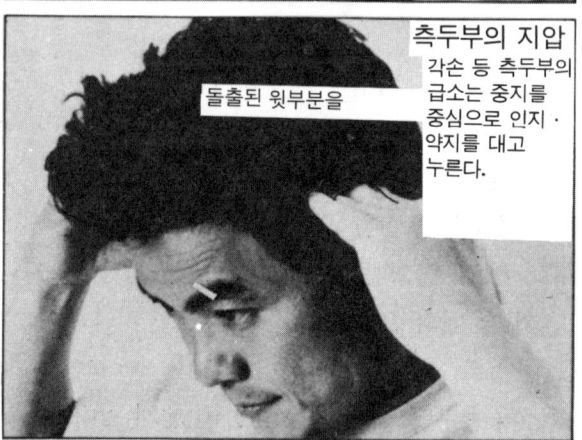

천주 찾는 법
천주 등 후두부의 급소는 엄지 손가락을 제외한 손가락으로 후두부를 지탱하면서 엄지 손가락으로 누른다.

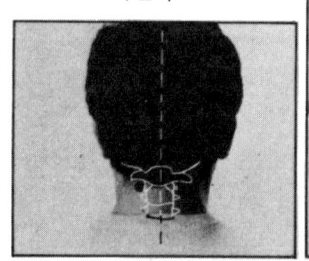

후두부의 지압
목의 머리가 난 부분. 목을 앞으로 숙였을 때 솟아오르는 근육의 바로 양쪽에 있다.

목 근육 중앙을 향해서

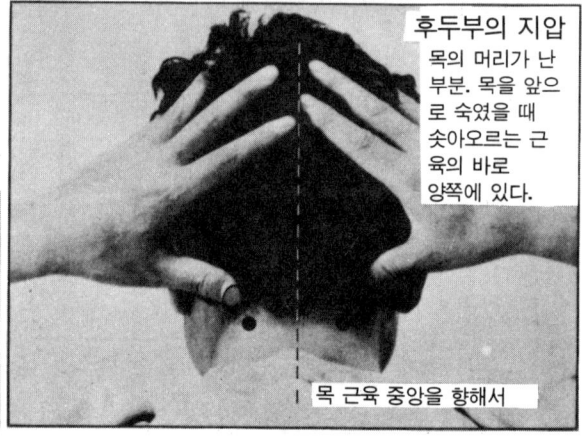

① 자극법으로 예방한다

손으로 구석구석 두드린다

머리를 두드려 탈모를 방지하기도 하고 발모를 촉진시키는 방법은 옛날부터 실시되어져 왔다. 이것은 두피를 자극하는 것에 의해 머리의 혈행을 좋게 하고 머리카락에 충분한 영양분을 공급하려는 방법이다.

방법이 간단한 것 치고는 유효한 방법인데, 단 너무 강하게 치거나 칠 때의 힘의 안배가 너무 심하게 변하는 것은 생각해 보아야 할 일이다. 이래서는 머리에 불필요한 긴장을 초래하여 도리어 역효과가 날 우려가 있다. 어깨를 두드릴 때의 상쾌함을 떠올려 알맞은 힘으로 자극을 가하도록 명심하기 바란다.

단, 자극은 리드미컬하게. 단순하고 연속적으로 주어지는 자극이라는 것은 매우 기분 좋은 것이다.

언제 어디에서나 할 수 있다는 이점(利点)을 전부 사용하는 것이 바람직한데, 마사지의 마무리나 정발료(整髮料)를 바른 뒤 실시하는 것이 한층 효과적이다.

두드리는 방법의 요령

한마디로 '두드린다'라고 해도 다음과 같은 여러 가지 방법이 있다.

① 지선타(指先打)

손가락 끝을 머리에 떨어뜨리는 듯한 느낌으로 힘을 넣지 말고 리드미컬하게 두드린다.

② 유수(柳手)

역시 손에 힘을 넣지 않는다. 손목을 부드럽게 하여 손가락이 제각기 닿도록 두드리는 방법으로, 손가락 끝의 모양이 버드나무 가지처럼 보이기 때문에 이런 이름이 붙여진 것이다. 그다지 아름다운 표현은 아니지만 대개 '비듬 털기'를 할 때의 손놀림과 비슷하다고 말하면 알기 쉬울 것이다.

이상은 자신이 간단하게 할 수 있고 다른 사람으로부터 해 받아도 좋을 것이다. 두 손을 사용하여 머리 전체를 가볍고 리드미컬하게 두드리기 바란다. 다음 두 가지는 다른 사람으로부터 해 받는 편이 효과적인 방법이다.

③ 뇌수(雷手)

두 손으로 가볍게 주먹을 만들어 양손 손가락의 제2관절에서 제3관절 사이를 붙여 머리에 얹는다. 이 상태에서 한쪽 손가락만 상하로 움직여 인지에서 새끼 손가락까지의 4개의 손가락을 서로 비빈다. 손가락 사이의 고저(高低)가 미묘한 진동을 일으켜 머리를 자극한다.

④ 진동법(振動法)

왼손(오른손잡이가 아니면 오른손)으로 주먹을 만들어 새끼 손가락 쪽을 머리에 대고 오른손 인지를 주먹에 넣는다. 손목을 부드럽게 하여 인지를 안에서 전후좌우로 움직이면 주먹이 흔들려 진동이 머리에 전해진다.

③④는 두정부에서 측두부, 후두부를 향해 주먹을 빗기듯이 하여 자극을 받는 영역을 넓혀간다.

①~④의 방법 모두 2~3분 동안씩 실시하면 좋을 것이다.

손에 힘을 넣지 말고 손목을 부드럽게 하여 두드리는 것이 요령. 목욕 후에는 특히 유효

기분좋은 자극을 얻을 수 있는 두들기는 요령

유수(柳水) 손목의 힘을 빼고 손가락 끝이 제각기 닿도록 가볍게 두드린다.

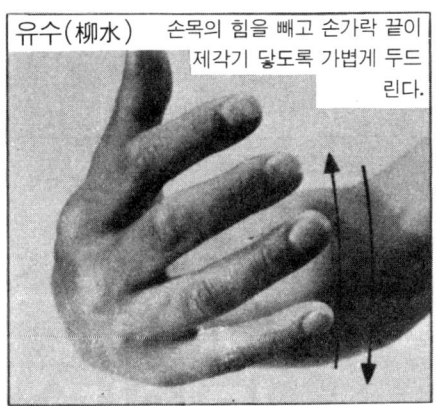

지선타(指先打) 손가락 끝을 떨어뜨리는 느낌으로 힘을 넣지 말고 리드미컬하게 두드린다.

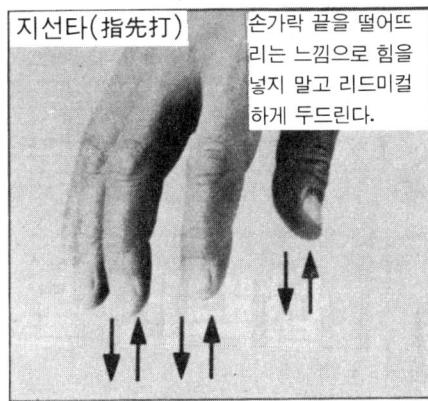

진동법(振動法) 주먹 속에 인지를 넣고 손목을 유연하게 하여 전후좌우로 인지를 움직인다.

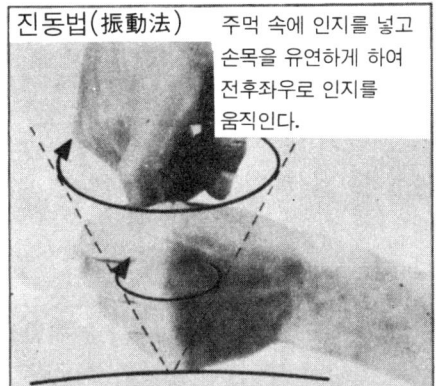

뇌수(雷水) 두 손으로 가볍게 주먹을 만들어 한쪽 손가락만을 상하로 움직여 비빈다.

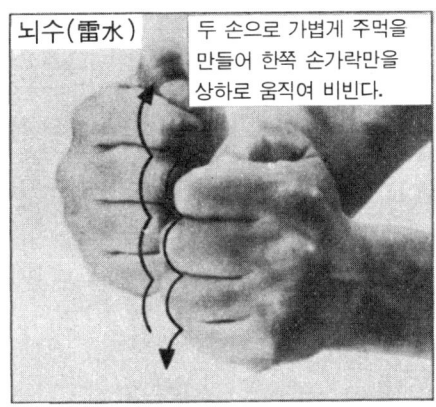

두드리는 경로

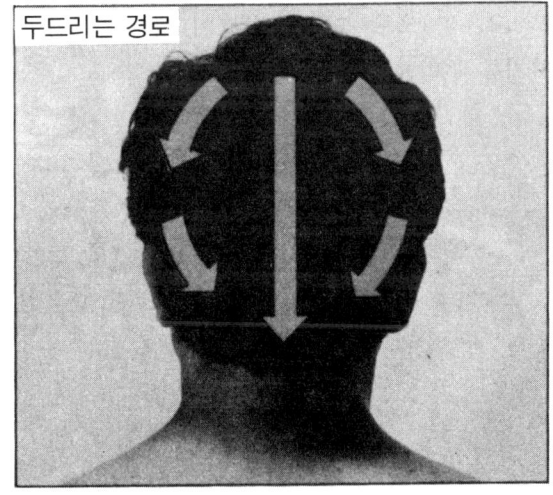

우선 중앙부를 두드리고 다음에 측두부를 두드린다.

② 자극법으로 예방한다

이쑤시개나 손톱으로 누른다

지압과 마사지가 '면'을 자극하는 방법이라면 바늘은 '점'에 자극을 가하는 방법이라고 할 수 있을 것이다.

중국에서 시작된 바늘이 모든 병의 치료에 큰 성과를 올리고 있다는 것은 여러분도 잘 알고 있을 것이다.

그러나 바늘은 가정에서 누구나 간단히 시험할 수 있는 방법은 아니다. 그를 대신할 수단은 없을까.

여기에서는 바늘과 동등한 효과라고는 할 수 없지만 가정에서도 손쉽게 안심하고 행할 수 있는 이쑤시개를 사용한 한 점 자극법을 소개하겠다.

한편 앞에서 언급했듯이 하반신에는 머리에 영향을 주는 경락이 달리고 있다. 이 하반신의 경락은 일종의 존이라고 생각하여 폭 넓게 자극을 주는 편이 유효하다. 여기에서는 브러시를 사용하여 탈모를 방지하는 방법을 소개하겠다.

손톱을 사용한 자극법

사람의 손톱을 직각으로 세워 두피를 자극한다. 통증을 다소 강하게 느끼는 정도의 자극이 이상적이다. 지압과 달리 머리 전체에 자극을 주는 것이 목적이므로 급소의 위치는 신경쓰지 않아도 된다. 두정부에서 측두부, 후두부로 위에서 아래의 위치를 조금씩 빗기면서 손톱을 세워 간다.

이쑤시개를 이용한 자극법

손톱 대신 이쑤시개를 사용하여 같은 효과를 노리고 있다. 다음 2종류 중 어느 것을 사용해도 상관없다.

① 이쑤시개 바늘

이쑤시개를 한 개 사용하여 그 끝으로 두피를 가볍게 찌른다. 깊게 찌를 필요는 없지만 약간 통증을 느낄 정도로 자극하기 바란다. 이쑤시개의 어느 쪽을 사용할 것인지는 통증의 정도로 판단한다.

② 집합침(集合針)

이쑤시개를 10~15개 고무밴드로 묶어 사용한다. 머리카락이 많은 곳은 이쑤시개의 뾰족한 곳으로 찌르는 편이 좋을 것이다. 만일 그것이 너무 아프다면 반대쪽을 사용하기 바란다.

①② 모두 손톱으로 자극하는 경우와 같은 요령으로 머리 위에서 아래를 향해 자극을 가한다.

목욕용 브러시를 사용한 발의 자극법

목욕용 브러시로 발 안쪽을 아래에서 위로 쓸어올리듯이 자극한다.

머리카락과 밀접한 관계가 있다 라고 동양 의학적으로 생각되어지고 있는 발 안쪽을 자극하는 것에 의해 머리에 에네르기를 집중시킬 수 있다는 것이 이 방법이다. 목욕 전에 꼭 시험해 보기 바란다.

손톱을 세우고 이쑤시개를 사용하여 머리 전체에 통증을 느낄 정도로 자극한다.

바늘에 못지 않을 정도로 효과가 좋은 자극법

이쑤시개침
이쑤시개 1개를 사용하여 콕콕 자극한다.
이쑤시개의 어느쪽 방향을 사용할지는 통증
정도로 판단한다.

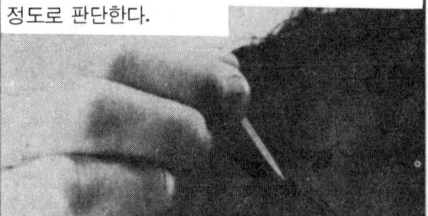

손톱을 이용한 자극법
인지의 손톱을 직각으로 세워
머리 전체에 자극을 준다.

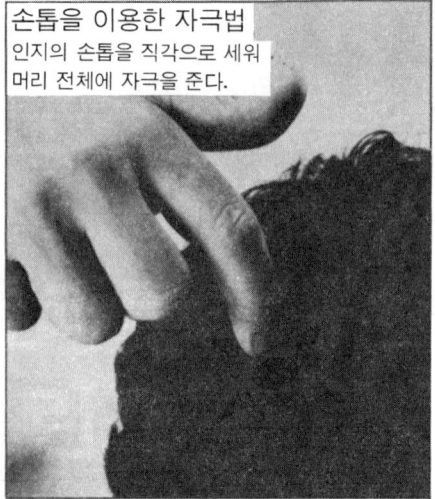

집합침(集合針)
이쑤시개를 사용한 자극이다. 10~15개
를 고무줄로 묶어 머리가 많은 곳은 뾰족
한 곳으로, 머리가 적은 곳은 반대쪽을
사용하여 자극한다.

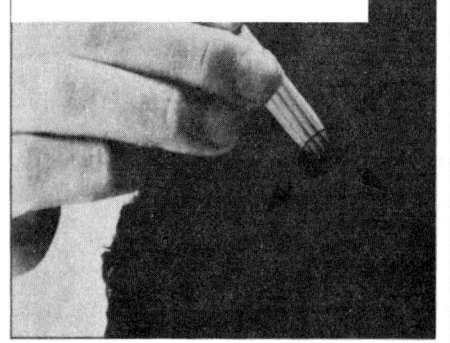

하반신의 브러시 자극법
목욕중 브러시로 발의
안쪽을 아래에서 위로
쓸어올린다.

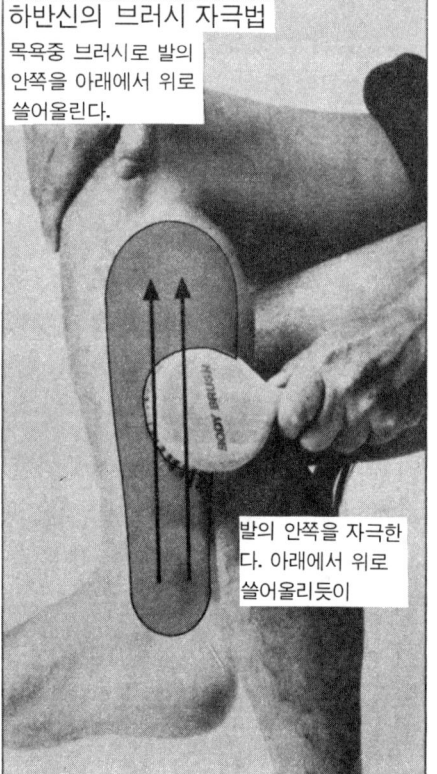

발의 안쪽을 자극한
다. 아래에서 위로
쓸어올리듯이

① 뜨겁지 않은 뜸으로 예방한다

누구나 할 수 있는
급소 찾는 법

뜸질은 옛날부터 서민들에게 친숙해져 모든 병의 치료법에 이용되고 있었다.

단순한 치료뿐 만이 아니고 보통 치료법으로서도 일상 생활에 파고 들었다. 옛날 사람들은 언제나 몸 어딘가에 뜸질을 하여 건강을 유지하고 있었던 것이다.

탈모를 방지하는 데에도 뜸질은 상당히 유효하다. 그를 위해서는 우선 특유의 급소를 정확하게 찾을 필요가 있다.

지압의 항목에서도 서술했듯이 몸이 안 좋을 때 급소를 누르면 지각 (知覺) 이상이 나타난다. 이 급소에 열 자극을 주어 몸의 기능을 회복시키고 나아가서는 탈모를 방지하는 것이 뜸치료의 목적이다.

각각의 급소를 찾는 방법은 이하에 구체적으로 설명하겠지만 미리 주의해 두고 싶은 것은 급소는 작은 한 점이 아니라 어느 정도 넓이를 가지고 있는 존이라는 것이다. 급소를 찾을 때는 머리인 경우에는 인지와 중지 2개의 손가락으로, 복부 등은 엄지 손가락을 제외한 4개의 손가락으로 그 장소를 눌러 보자. 그러는 중에 특히 통증이 심한 곳을 선택해서 뜸질을 하는 것이다.

탈모를 방지하는 뜸질 급소

신정(神庭)

머리 한 가운데 있는 급소이다. 미간에서 똑바로 위로 그은 선상으로, 앞머리가 난 데서 1cm 정도 되는 곳 위에 있다.

백회(百會)

머리 꼭대기. 양귀를 앞으로 꺾을 때 생기는 귀의 정점을 똑바로 위로 이은 선과 머리 중심선이 교차하는 곳에 있는 급소이다.

아문(瘂門)

목 중심선에 있고, 뒷머리가 난 곳에서 약간 내려간 곳. 머리를 앞으로 숙일 때 생기는 중앙의 오목한 부분에 있다.

경문(京門)

옆배에 있다. 맨 아래 늑골(제12늑골)의 끝에 있는 것이 이 급소로, 등쪽에서 늑골을 따라가면 발견하기 쉬울 것이다.

신유(腎兪)

대략 배꼽의 윗선 높이에 있는 배골(제2요추)의 중심에서 좌우로 약 3cm 간 곳에 있다.

방광유(膀胱兪)

신유 바로 아래로, 엉덩이 중앙에 돌기된 뼈(제2정중선 골릉)에서 좌우 약 3cm 되는 곳에 위치하고 있는 급소이다.

중극(中極)

아랫배 중심선에 있는 급소이다. 배꼽의 아래 약 8cm 되는 곳에 있다.

머리의 급소는 2개의 손가락으로, 등은 4개의 손가락으로 누른다.

탈모 방지 효과가 있는 뜸의 급소

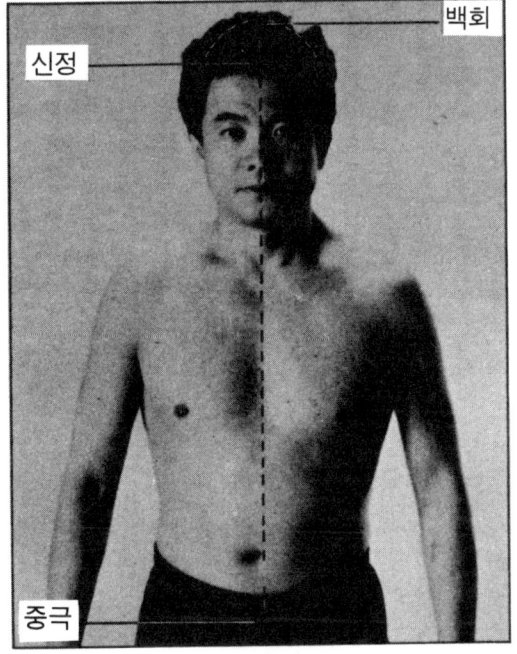

신정(神庭)

미간의 정가운데에서 똑바로 위로 그은 선상으로 앞머리가 난 곳에서 약 1cm 위

백회(百會)

머리 꼭대기. 양쪽 귀를 앞으로 접었을 때 생기는 귀의 정점에서 똑바로 그은 선과 머리 중심선이 교차되는 곳.

중극(中極)

몸의 중심선에서 배꼽의 8cm 아래

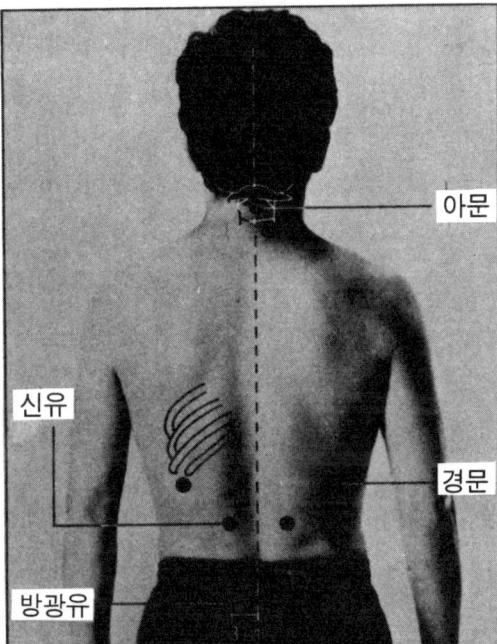

아문(瘂門)

뒷머리가 난 곳에서 약간 아래. 머리를 앞으로 숙인 때 생기는 중앙 오목한 곳.

신유(腎兪)

배꼽의 위 가장자리 높이에 있는 등뼈의 중심에서 좌우 약 3cm 되는 곳

경문(京門)

맨 아래의 늑골 (제12늑골)의 끝.

방광유(膀胱兪)

신유 바로 아래 엉덩이 중앙에 있는 돌기된 뼈에서 좌우 약 3cm.

② 뜨겁지 않은 뜸으로 예방한다

효과 있는 뜸질 방법

일반적으로 자주 실시되고 있는 뜸질은 쌀 알갱이 크기나 쌀 알갱이 반 정도의 크기의 것을 급소 위에 직접 얹고 선향(線香)으로 불을 붙인다. 약쑥이 다 타면 다시 약쑥을 얹고 또 불을 붙인다. 증상에 따라 그 횟수는 다르지만 보통 이것을 3~5회 반복한다.

이 방법은 뜸 중에서 가장 효과적이다. 몸의 표면에 작은 화상을 만드는 것에 의해 혈액에 생화학적인 변화를 일으키고 그에 의해 몸의 변조(變調)를 정비한다는 방법이다.

그렇다고는 해도 그 방법은 아무래도 뜸질한 뒤 흔적이 남게 된다. 또 피부에 화상을 입히는 것이므로 다소의 열을 참아내야 한다.

그러므로 여기에서는 뜨겁지도 않고 흔적도 남지 않는 뜸질을 소개하겠다. 가정에서도 손쉽게 할 수 있는 뜸질이다.

흔적이 남지 않는 뜸질 방법

① 지열뜸(知熱灸)

우선 새끼 손가락 한 마디 정도 크기의 약쑥을 뭉쳐 피라밋형으로 만들어 급소 위에 얹는다. 여기에 선향으로 불을 붙여 뜨겁게 느껴지기 시작하면 약쑥을 제거한다.

약쑥이 다 타기 전에 제거하므로 화상을 입을 염려는 없다. 살갗에 직접 화상이 남지 않는 것도 당연한 것이다.

그러나 그렇다고 해서 효과가 떨어지지는 않는 것이다. 지열뜸은 머리의 머리카락이 있는 부분을 피해 견정, 어깨, 등의 급소에 이용한다.

② 봉뜸(棒灸)

봉 모양의 약쑥에 불을 붙여 급소에 가까이 대고 뜨겁게 느껴지면 뗀다. 이것을 몇 번 반복한다. 이 방법으로도 직접 뜸질을 하는 경우와 같은 효과를 얻을 수 있다. 헝겊 조각을 급소에 대고 불이 붙은 봉 모양의 약쑥을 3~4초 동안 눌러 붙이는 방법도 있다.

담배에 불을 붙여 급소에 가까이 대고 뜨거워지면 떼는 방법도 말하자면 봉뜸의 응용이다. 봉뜸은 몸의 모든 부분에 이용할 수 있다.

③ 후드가 달린 온뜸

봉 모양의 약쑥을 시판되고 있는 온뜸기에 채워 놓고 봉뜸과 같은 방법을 쓴다. 참을 수 있는 열기이면 수초 동안 눌러주어도 괜찮을 것이다. 후드가 달려 있어서 직접 불이 붙지 않으므로 머리에는 가장 적합한 방법이라고 할 수 있다.

이외에 시판되고 있는 원터치 뜸도 살갗에는 직접 불이 닿지 않으므로 상처가 나지 않는다. 2~3mm 두께의 원으로 자른 생강, 마늘을 급소에 얹고 그 위에 약쑥을 얹어 태우는 방법도 있다. 약쑥이 다 탈 때까지 두어도 화상을 입을 염려는 없다.

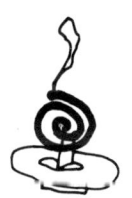

새끼 손가락이나 중지 한 마디 크기의 약쑥을 피라미드 모양으로 만들어 불을 붙여 뜨거워지면 제거

뜨겁지 않게 뜸하는 법

맹유(盲兪) 찾는 법

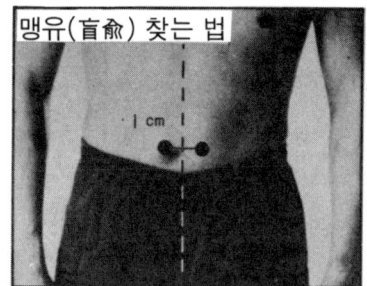

| cm |

배꼽 좌우 1cm

봉뜸(棒灸)

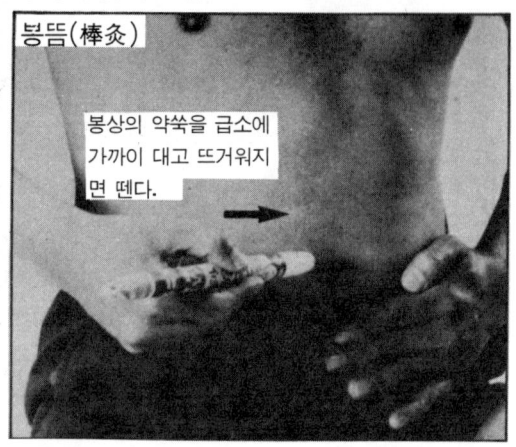

봉상의 약쑥을 급소에
가까이 대고 뜨거워지
면 뗀다.

통천 찾는 법

백회

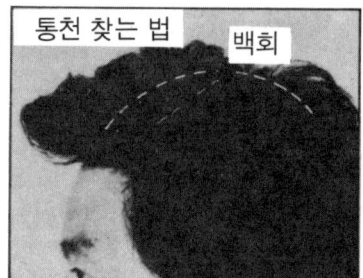

백회 비스듬히 앞에 있다.

후드가 달린 온뜸(溫灸)

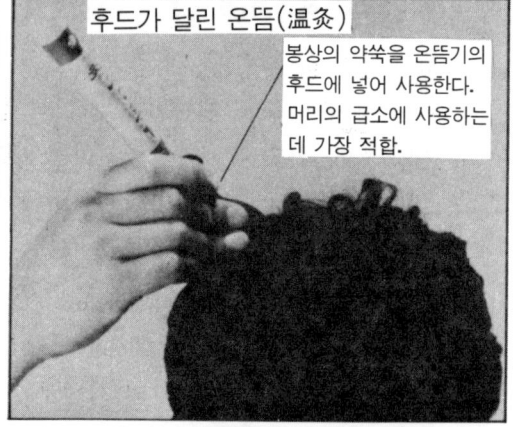

봉상의 약쑥을 온뜸기의
후드에 넣어 사용한다.
머리의 급소에 사용하는
데 가장 적합.

견정 찾는 법

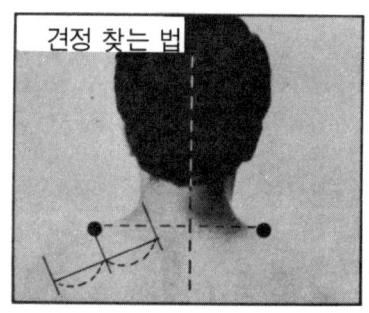

목의 근원과 어깨 끝 딱 중간점에 있다.

지열뜸(知熱灸)

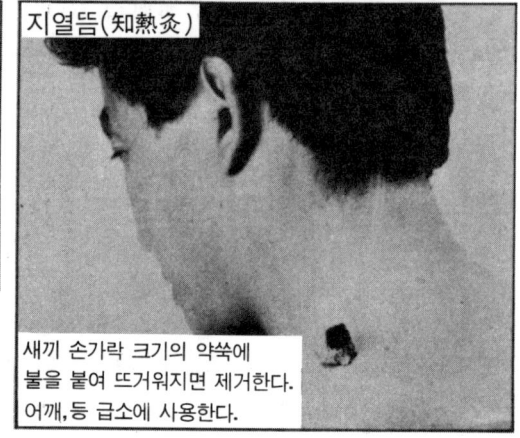

새끼 손가락 크기의 약쑥에
불을 붙여 뜨거워지면 제거한다.
어깨, 등 급소에 사용한다.

ⓘ 세발로 예방한다

당신의 머리결에 맞는 샴푸법

남성은 자칫 '세발은 성가시다', '전날 감았으니까'라며 세발하는 것을 게을리하는 경향이 있다. 또 자신의 머리의 결을 고려하지 않고 '그저 감으면 된다'라고 생각하는 사람도 적지 않다. 그러나 그것은 잘못된 생각이다. 왜냐하면 세발 방법 한 가지로 탈모 예방에 큰 효과를 거둘 수 있기 때문이다. 머리카락은 본래 두피에서 잘 떨어지지 않는 지방분이 분비된다. 그러므로 공기 중의 먼지가 끼기 쉽고 머리카락은 곧 더러워진다.이 더러움이 탈모의 큰 적이다. 털 구멍이 더러움에 의해 막히면 두피는 피부 호흡을 못하게 되고 모근(毛根)이 쇠약해져 버리는 것이다. 그렇게 되지 않도록 하기 위해서도 정성스럽게 세발을 하고 끊임없이 머리를 청결하게 유지하는 것이 중요하다. 그리고 사람에 따라서는 땀을 많이 흘리는 체질의 사람, 그렇지 않은 사람 등 여러 체질의 사람이 있으므로 자신의 머리에 맞는 샴푸법을 익혀야 한다.

머리의 질에 맞는 샴푸 방법

① 노멀 스킨 헤어(건강모)

이 타입의 사람은 샴푸 후에 아무것도 바르지 않아도 1주일 동안은 머리카락에 기름이 끼지 않는다. 머리를 길게 길러도 지모(枝毛)가 생기지 않고 머리카락이 붉어지지 않는 것이 이 타입의 특징이다.

머리카락이 언제나 축축하게 습기를 머금고 있고 반짝반짝 윤이 나 특별한 샴푸를 사용할 필요가 없다. 단, 샴푸는 탈지력(脫脂力)이 강하므로 5회에 1회 정도는 오일리 타입을 사용하여 유분을 보급한다.

② 오일리 스킨 헤어

샴푸한 뒤 1~2일 지나 벌써 머리카락이 끈끈해져 버리는 것이 이 타입이다. 발모가 많은 사람에게서 자주 볼 수 있는 타입이다. 피하지 방의 분비가 심하고 이 기름기가 모근을 덮어 버리는 것이다. 더러워지면 매일 또는 하루 걸러 정성스럽게 세발한다. 샴푸한 피지 분비를 억제하는 오일리 헤어 전용의 것. 2번 감아 머리의 기름기와 더러움을 깨끗이 제거한다.

③ 드라이 스킨 헤어(건조모)

머리에 윤기가 없고 곧 건조되며 비듬이 많은 타입이다. 피지 분비가 적기 때문에 더러워지지 않는다는 이점은 있으나 그 대신 머리에 상처가 나기 쉽다. 샴푸는 1주일에 2회 정도 샴푸를 사용하고 가볍게 싹 씻어 준다.

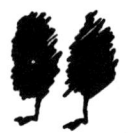

머리의 질에 맞는 샴푸를 선택한다.

지성인 머리

특징 : 샴푸 후 1～2일이 지나면 모발이 끈
적거린다.
샴푸제 : 피지 분비를 억제하는 오일리 헤어
전용의 것을 사용한다. 2번 씻는다.
샴푸 횟수 : 더러워지면 매일이라도 샴푸.

건조해지기 쉬운 머리

특징 : 머리에 윤기가 없고 까칠하
다.
샴푸제 : 오일이 든 것을 사용한다.
샴푸 횟수 : 1주일에 2회 정도

건강한 모발

특징 : 샴푸 후 1주일 정도는 기름이 끼지
않는다. 머리를 길러도 지모(枝毛)가 생기
지 않는다.
샴푸제 : 특별한 샴푸제는 필요없지만 5회에
1회는 오일 타입의 것으로 기름기를 제공한
다.
샴푸 횟수 : 머리에 기름이 낀 느낌이 들면
샴푸한다.

② 세발(洗髮)로 예방한다

샴푸 전에 행해야 할 브러싱

여자와 달라 남성치고 정성스럽게 브러싱을 하고 있는 사람은 적지 않을까. 그러나 브러싱도 탈모를 방지하는데 중요한 요소이다.

브러싱은 머리와 살갗의 더러움, 비듬을 제거할 뿐만 아니라 모근을 자극하는 것에 의해 두피의 혈행을 좋아지게 하는 작용도 있다. 혈행을 좋게 하여 모근의 신진대사를 촉진시키고 탈모를 방지하는 것으로 연결되는 것이다. 이것은 어깨가 결릴 때 단순히 어깨를 만지는 것 보다는 두드리거나 주무르거나 하여 혈행을 좋게 하는 편이 효과가 있는 것과 같은 이치이다.

특히 샴푸 전에 잘 브러싱 해 두는 것이 중요하다. 샴푸의 효과와 함께 탈모 예방에 도움이 됨으로 평소에 명심해 두자.

브러싱 선택 방법

브러싱은 2개 갖추어 두는 것이 이상적이다. 한 개는 샴푸하기 전 또는 머리나 살갗이 더러워져 있을 때 사용하는 브러싱용, 또 한 개는 머리를 손질할 때 사용하는 마무리용이다.

브러싱용 브러시는 살갗까지 잘 통하는, 털이 성긴 것을 사용한다. 털 끝은 둥글게 커트되어 있는 것이 좋을 것이다. 살갗을 다치거나 지모를 만드는 기본이 되기 때문이다.

재질은 남성인 경우 동물모(돼지털, 멧돼지털)가 좋을 것이다. 단 동물모 브러시는 머리 사이를 잘 통과하지 못하므로 머리숱이 많은 사람이나 비듬성 근질거림이 있는 사람은 빗이 잘 통과되는 나일론털의 브러시를 사용하기 바란다.

브러싱 방법

브러싱의 요령은 브러시의 털이 나있는 부분을 손에 들고 털을 살갗에 뉘워 대고 손목을 돌리면서 머리의 둥근 모양을 따라 반회전시키는 것이다.

순서는 우선 두정부(頭頂部)에서 전후좌우의 머리가 난 부분을 향해 머리카락의 흐름을 따라 빗는다.

다음에 털의 흐름과는 반대로 머리가 난 옆에서 머리에 걸쳐 브러싱한다. 브러시의 털끝을 잡아 당겨 살갗에 대고 모근을 당기듯이 빗는다. 보통 손질을 게을리하는 경향이 있는 귀 뒤의 머리도 특히 정성스럽게 빗어 준다. 이것은 마사지 효과를 높인다는 의미에서도 중요하다. 그리고 마지막으로 한 번 표면을 빗는다.

브러싱의 횟수는 20~30회. 머리를 꽉 잡아당기지 말고 통증을 느끼지 않을 정도로 전체 구석구석 가볍게 문지르는 느낌으로 빗어야 한다.

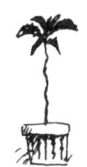

삼푸 전에 20~30회 브러싱하고 모근(毛根)을 자극하여 혈행을 좋게 한다.

혈행을 좋아지게 하는 브러싱법

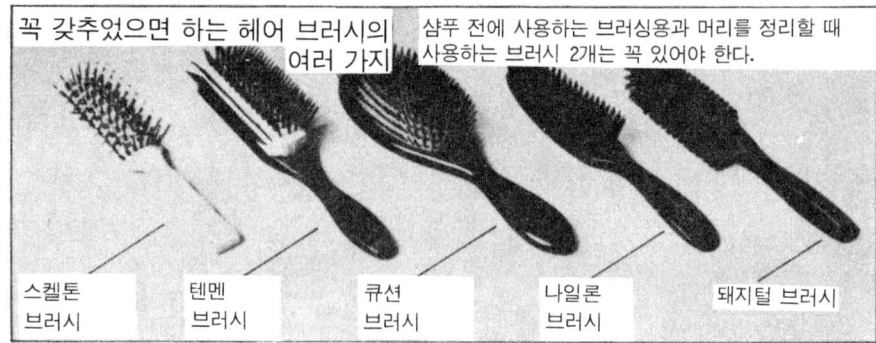

꼭 갖추었으면 하는 헤어 브러시의 여러 가지

샴푸 전에 사용하는 브러싱용과 머리를 정리할 때 사용하는 브러시 2개는 꼭 있어야 한다.

스켈톤 브러시	텐멘 브러시	큐션 브러시	나일론 브러시	돼지털 브러시
샴푸 후나 세트 최후의 마무리에 사용한다.	마무리용. 열을 통과하지 않으므로 드라이어를 사용할 때도 사용한다.	모발이 많은 사람용. 살갗의 마사지에 적합.	모발이 많은 사람에게 적합. 더러움을 털어낼 때. 모발 끝이 둥글게 커트된 것을 선택한다.	모발이 적은 사람에게 적합하다. 샴푸 전의 브러싱에도, 마무리에도 사용할 수 있다. 오른쪽에 보이는 촘촘한 면은 머리를 두드려 자극하는데 적합하다.

브러싱 하는 방법

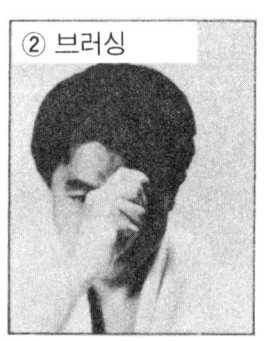

② 브러싱

우선 머리의 흐름을 따라 두정(頭頂)부분에서 전후 좌우로 향한다. 귀 뒤나 목덜미에 난 털도 정성스럽게.

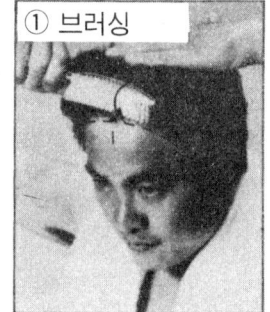

① 브러싱

1. 브러싱의 털을 살갗에 뉘워 댄다. 브러싱의 털이 나 있는 부분 가까이를 손으로 잡는다.
2. 손목을 돌려 브러싱을 회전시키듯이 하여 머리의 커브를 따라 브러싱한다.

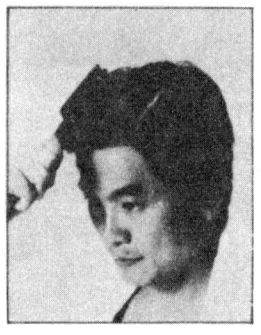

머리의 흐름과 반대로 브러싱.

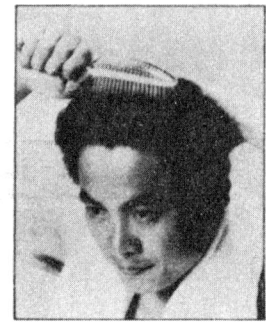

3. 브러싱의 털이 머리에 수직으로 닿게 되면 그대로 당긴다.

③ 세발(洗髮)로 예방한다

트리트먼트를 병용한다

샴푸를 할 때 함께 했으면 하는 것이 트리트먼트이다.

트리트먼트라고 하면 남성에게는 낯설은 말일런지 모르지만 트리트먼트에는 ① 비타민A, 단백질 등 영양을 보급한다. ② 머리카락에 유분을 주어 윤기를 낸다. ③ 수분을 공급하여 건조를 예방한다. ④ 살균작용으로 비듬과 가려움을 덜어준다 라는 네 가지의 효과가 있는데, 린스에도 같은 효과가 있으나 린스가 머리카락 표면에 작용함에 비해 트리트먼트는 머리 안까지 침입해 감으로 효과는 린스 이상이라고 생각할수 있다.

샴푸 전의 트리트먼트

트리트먼트에는 샴푸 전에 실시하는 방법과 후에 실시하는 타입이 있다. 샴푸 전에 트리트먼트를 할 때는 동백 기름이나 올리브 기름과 같은 식물성 오일을 사용한다. 이 말은 식물성 오일이라면 물에 흐르지 않기 때문에 샴푸를 해도 효과가 지속되기 때문이다.

트리트먼트의 요령은 액을 조금씩 손가락 끝에 덜어 머리를 가름마를 타듯이 하면서 살갗에 직접 칠하는 것이다. 머리에 몇 줄인가 금이 생기면 머리 전체에 액체를 보낼 수가 있을 것이다.

샴푸 후의 트리트먼트

시판되고 있는 것 대부분은 수용성으로 액체를 바른 다음 샴푸하면 씻겨져 내려가 효과가 없다.

그러므로 샴푸가 끝난 다음 트리트먼트를 하게 된다.

이 타입의 트리트먼트는 한번에 큰 숟가락 1개 정도 사용한다. 머리카락과 살갗 양쪽에 바른다.

우선 손에 덜어 머리카락 전체에 구석구석 바른 뒤 5개의 손가락을 사용하여 전체에 보낼 것. 그것이 끝나면 손바닥을 사용하여 머리카락 끝도 트리트먼트 해 둔다.

다음에 머리 마사지. 앞, 옆, 뒤를 손가락 끝으로 나선을 그리면서 머리 위를 향해 마사지하는 것이 요령이다.

트리트먼트를 한 뒤에는 효과를 더욱 높이기 위해 금방 씻지 말고 타올을 감아 둔다. 타올은 가운데 부분을 후두부에 대고 양 끝을 앞으로 감는다.

10~15분 동안 그대로 두었다가 더운물로 가볍게 헹궈준다. 린스할 필요는 없다.

트리트먼트 중에는 스프레이 타입의 것도 있다. 이 타입은 세발 후 드라이어로 머리를 말릴 때에 사용하면 드라이어의 열에 의한 머리 손상을 억제할 수 있다.

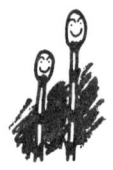

식물성 오일이라면 세발 전, 수용성이면 세발 후에. 효과는 린스보다 위.

트리트먼트의 방법

샴푸 후에 실시하는 트리트먼트

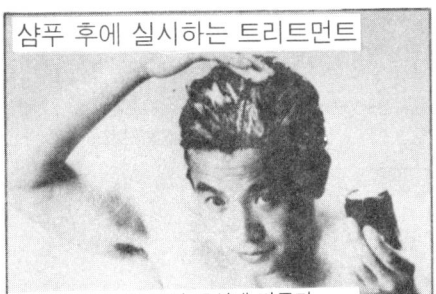

① 모발 전체의 구석 구석에 바른다.

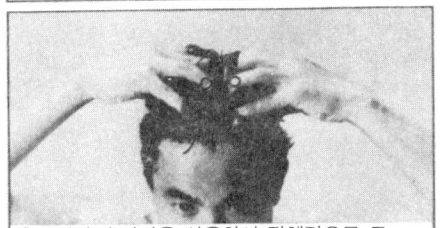

② 5개의 손가락을 사용하여 전체적으로 트리트먼트가 가도록 잘 주무른다. 앞, 옆, 뒤 순으로 나선을 그리면서 머리 꼭대기로 향한다.

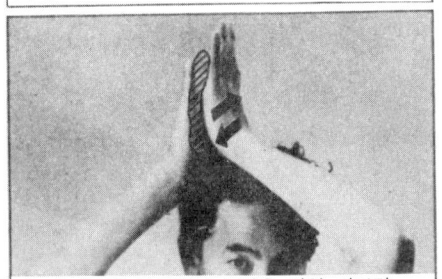

③ 손바닥을 사용해서 모발을 끼워 머리카락 끝에 트리트먼트를 바른다.

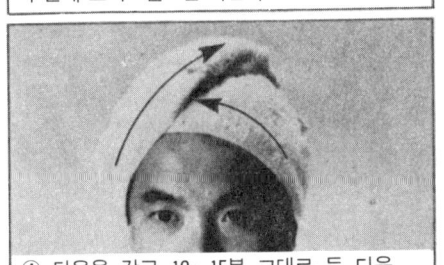

④ 타올을 감고 10~15분 그대로 둔 다음 더운물로 가볍게 헹군다. 타올은 뒤에서 앞으로 돌려 감는다.

샴푸 전에 실시하는 트리트먼트

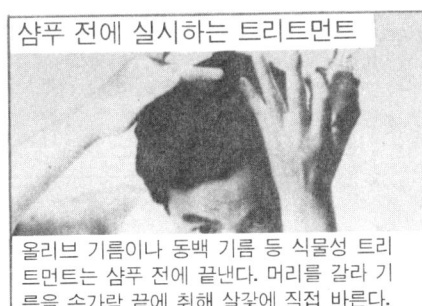

올리브 기름이나 동백 기름 등 식물성 트리트먼트는 샴푸 전에 끝낸다. 머리를 갈라 기름을 손가락 끝에 취해 살갗에 직접 바른다.

식물성 트리트먼트

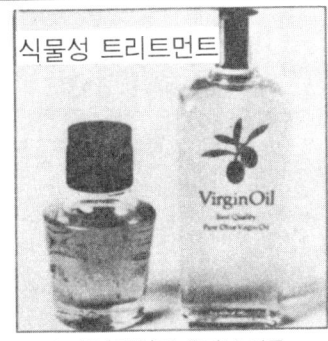

동백 기름(왼쪽)과 올리브 기름

스프레이 타입의 트리트먼트

드라이어로 말릴 때 사용하면 드라이어의 열에 의한 모발의 손상을 억제할 수 있다.

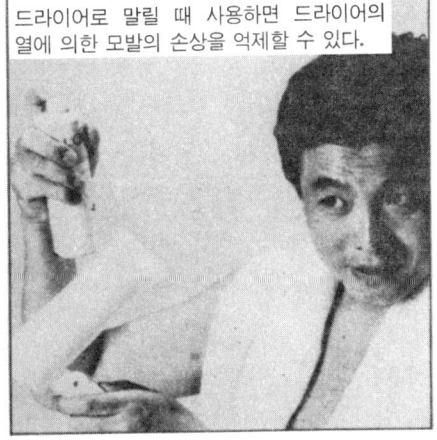

④ 세발(洗髮)로 예방한다

틀림없는 샴푸 선택 방법

브러싱이 끝나면 드디어 샴푸 개시(식물성 오일의 트리트먼트는 샴푸 전에)인데, 그 전에 탈모를 방지하기 위해서는 어떤 샴푸제가 좋을까 생각해 보자.

샴푸 선택의 포인트

샴푸는 여러분도 알고 있듯이 실로 많은 종류가 시판되고 있다.

이들 중 석유계의 것은 세정력은 있지만 자극이 강하여 머리카락을 상하게 한다.

아미노산계냐, 식물계의 것이냐가 선택의 한 가지 포인트라고 해도 좋을 것이다. 가능하면 식물성 단백질이 몇 종류 이상 함유되어 있는 것이 이상적이다. 양심적인 샴푸는 반드시 성분이 표시되어 있으나 잘 모르겠으면 소프트 타입을 사용하기 바란다.

얼굴을 씻어도 된다 라는 것도 포인트가 된다. 머리카락은 피부가 분화된 것이므로 피부가 망가질 정도로 자극이 강한 것은 머리카락에도 좋지 않다.

'얼굴을 씻어도 괜찮을까요?'라고 물어 보는 것도 좋을 것이다.

또 한가지 중요한 것은 그 샴푸가 산성이냐 어떠냐 하는 것이다.

노멀 헤어, 노멀 스킨을 조사해 보면 반드시 약산성을 나타낸다. 인간의 피부는 약산성일 때 가장 좋은 상태인 것이다. 알칼리성의 샴푸

쪽이 산성인 것보다 기름기나 더러움을 제거하는 데에는 효과적이지만 피부와 머리의 건강을 유지한다는 의미에서 반드시 산성 샴푸를 선택하자.

비누로 얼굴을 씻으면 피부가 당겨지는 것을 느낀다. 이것은 비누의 알칼리에 의해 살갗이 건조되기 때문에 일어나는 일종의 피부 거칠어짐 현상이다.

여성이 세안 후 화장수 등을 바르는 것은 알칼리성 경향이 있는 피부를 중성으로 되돌리기 위해서이다. 머리에도 같은 생각을 가져야 하는 것이다. 샴푸는 산성, PH로 말하자면 5 전후의 것을 선택해야 한다.

따라서 모발 역시 중성화시켜주는 머리손질이 중요하다.

샴푸 사용 방법

또 샴푸는 원액을 직접 머리에 뿌려서는 안 된다. 5배 전후로 묽게 한 다음 사용한다. 다 사용한 샴푸병을 이용하여 1/5 정도의 원액을 넣고 물로 타 두는 것이 편리하다. 사용할 때는 미리 샴푸액을 손에 던 다음 머리에 바른다.

물론 비누로 머리를 문지르는 것은 엄금이다. 머리카락이 비누에 달라 붙어 강하게 잡아당기다가 빠져버리고, 비누는 대부분 알칼리성이므로 머리가 상한다.

탈모 방지를 위한 샴푸의 선택

탈모의 원인은 여러가지가 있는데, 그 중에서 가장 일반적인 것이 남성형 탈모증이다.

남성형 탈모의 특징은 모근피지선의 기름분비가 많아지고 이로 인하여 혈류유통이 방해를 받아 모근에 영양공급이 잘 되지 않고, 모공이 위축되고, 유해세균이 서식할 수 있는 환경을 제공하여 가려움증과 두피염증을 유발하고, 두피외부로 누출된 지방 등이 비듬과 가려움증을 유발하는데 그 원인이 되는 과잉분비된 지방을 효과적으로 제거하는 것이 탈모방지, 비듬, 가려움증, 두피염증 방지의 중요한 요소이다.

탈모, 비듬, 가려움증, 두피염증 방지를 위한 모공 속의 지방과 두피 외부의 지방과 유해세균을 제거해야 하는데 정확한 사용방법은 예세 후 본세시 거품을 충분히 낸 후 5분 이상 경과되어야 두피와 모공 속의 지방과 비듬과 유해세균이 제거된다. 머리를 감을 때 거품이 있는 상태로 5분 이상 그대로 기다리기가 어려우므로 머리부터 감고 샤워를 하면 5분이 쉽게 지나갈 수 있다.

시중에는 비듬, 가려움증 제거제는 많이 있지만 이것들은 많이 쓰면 오히려 탈모를 일으키므로 선택에 주의해야 한다. 그런데 탈모방지를 위한 샴푸 중에는 탈모방지가 주목적이지만 동시에 비듬과 가려움증, 두피염증을 방지하는 제품도 있다.

탈모방지에 가장 좋은 샴푸는 식물계샴푸이면서 두피와 모공 속의 지방, 비듬, 유해세균을 제거할 수 있으면서 모근의 활성을 강화시키는 성분을 함유한 것이 좋다.

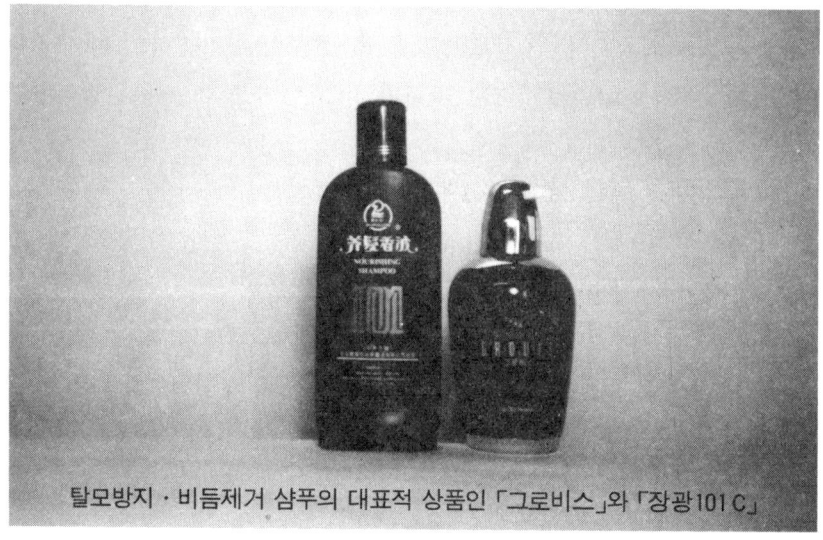

탈모방지 · 비듬제거 샴푸의 대표적 상품인 「그로비스」와 「장광101 C」

샴푸 선택의 키포인트

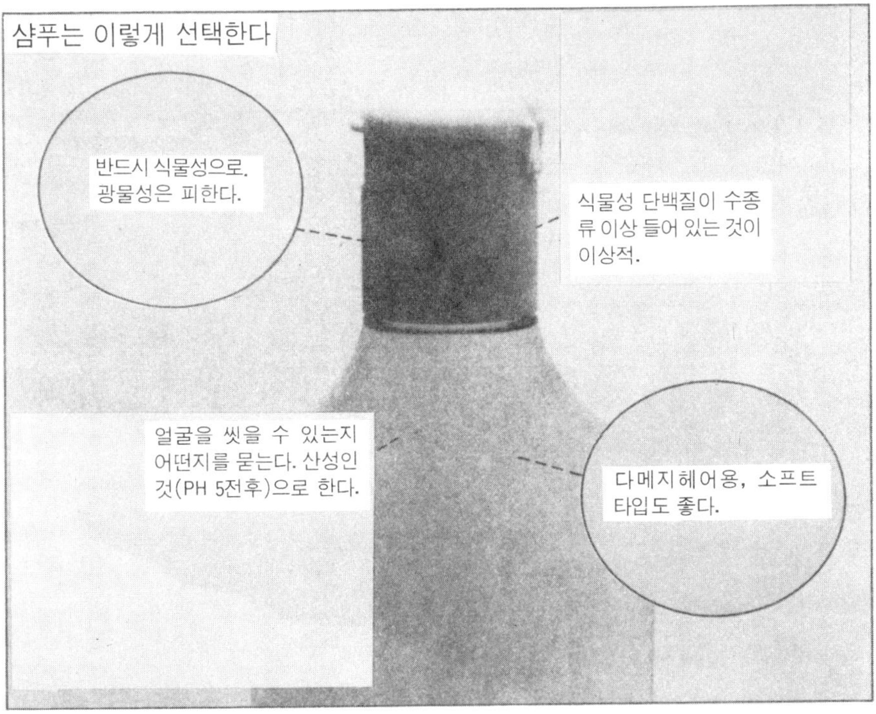

샴푸는 이렇게 선택한다

반드시 식물성으로.
광물성은 피한다.

식물성 단백질이 수종
류 이상 들어 있는 것이
이상적.

얼굴을 씻을 수 있는지
어떤지를 묻는다. 산성인
것(PH 5전후)으로 한다.

다메지헤어용, 소프트
타입도 좋다.

나쁜 샴푸법

샴푸를 할 때는 머리에 직접
원액을 뿌리지 않는다.

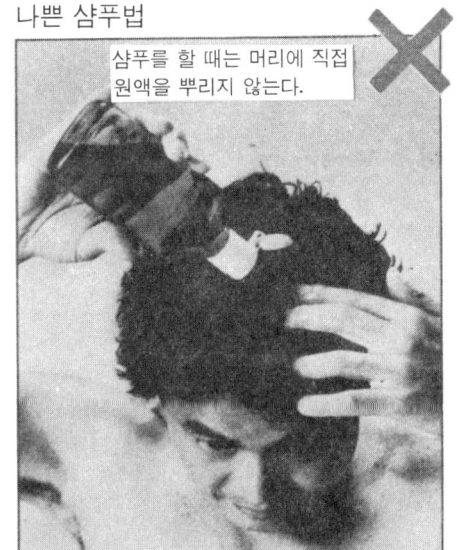

바른 샴푸법

원액의 $\frac{1}{5}$ 정도 묽게한 것을
사용한다. 빈 용기를 이용하면
편리

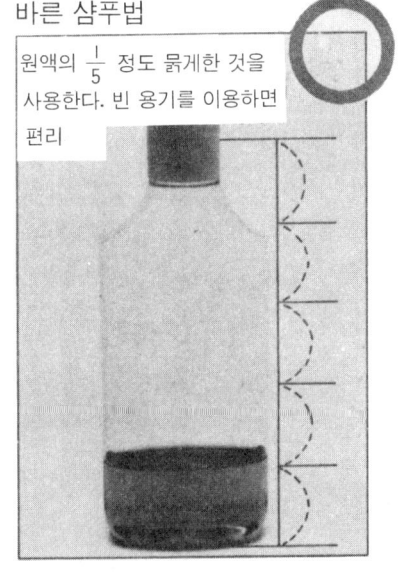

⑤ 세발(洗髮)로 예방한다

씻는 방법의 기본과 요령

당신은 이제까지 어떤 방법으로 샴푸를 해 왔는가. 그저 막연하게 머리를 비비고 있지는 않았는가. 머리카락이 마음에 걸린다면 좀더 정성스럽게 샴푸를 해야 한다. 프로가 실행하고 있는 바른 샴푸 방법과 테크닉을 여기에서 익히기 바란다.

샴푸의 기본은 예세(予洗)와 본세(本洗) 2가지가 있다는 것에서부터 시작하겠다. 예세는 머리에 붙은 먼지와 비듬, 정발료를 떨구기 위해, 본세는 모근에 붙은 피지와 더러움을 완전히 제거하기 위해 실시한다.

단, 이것은 어디까지나 기본이고, 머리카락이 어지간히 적은 사람은 예세를 생략한다. 그리고 곧 본세로 들어가는 것이다. 머리카락이 많은 사람, 더러움이 눈에 띄는 사람은 본세 전에 예세를 실시하기 바란다.

샴푸 때 더운 물의 온도는 40도 전후가 적당하다. 이것은 대부분 목욕할 때의 적온이므로 그다지 신경을 쓰지 않아도 좋을 것이다.

단, 냉수는 안된다. 탈모의 원인이 되는 모근에 단단히 붙어 있는 피지는 냉수로는 털어내기 어려우므로 반드시 더운물을 사용해야 한다.

샴푸제는 앞에서 소개했듯이 미리 5배의 묽기로 해 둔 것을 티스푼 2개 정도로 손에 덜어 이용한다. 머리의 오른쪽, 왼쪽, 두정부, 후두부로 4개 정도의 블록으로 나누어 각각의 곳에 액을 바르도록 하면 한 곳에 샴푸액이 고정되어 있지 않아 효과적으로 세발할 수가 있다.

예세(予洗)를 잘 하는 법

① 머리에 더운물을 뿌려 더러움을 털어낸 다음 샴푸를 손에 취해 머리 전체에 바른다. 손바닥을 사용하여 작은 원을 그리듯이 하며 거품을 낸다.

② 손가락 끝을 사용하여 귀 윗부분에서 이마의 머리카락이 나 있는 곳, 옆으로 조금 뒤로 빗겨 귀 위, 다음에 머리 꼭대기라는 순서로 샴푸한다. 손가락 끝은 작게 지그재그로 움직이는 것이 포인트이다.(단, 손톱은 세우지 말고).

③ ②에 이어 같은 요령으로 후두부를 위에서 아래로 샴푸한다.

④ 10개의 손가락을 사용하여 좌우로 큰 지그재그를 만들면서 머리 중앙까지, 머리 전체를 씻는다.

⑤ 중지를 중심으로 인지에서 약지까지의 3개의 손가락으로 귀 주위를 앞에서 뒤로 돌리듯이 하여 씻는다.

손가락을 작게 지그재그 모양으로 움직인다.

⑥ 샴푸제가 일단 떨어질 정도로 가볍게 헹군다. 그 다음 본세로 들어가므로 헹구는 것은 간단히.

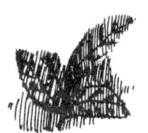

미리 5배로 묽게 해 놓은 샴푸액을 티스푼 2개 정도로 손에 따라 사용한다.

프로가 가르켜주는 예세의 테크닉

④ 머리가 난 곳에서부터 머리 중앙으로

두 손의 10개의 손가락 전체를 사용하여 큰 지그재그를 그리면서 앞머리가 난 곳에서부터 시작해서 두피 전체를 씻는다.

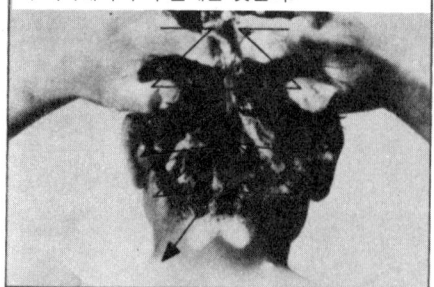

① 샴푸 바르는 법

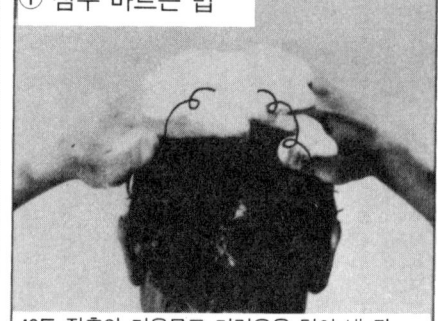

40도 전후의 더운물로 더러움을 털어 낸 뒤 5배로 묽게 해 둔 샴푸를 바르고 손바닥으로 작은 원을 그리듯이 해서 거품을 낸다.

⑤ 귀의 주위를

중지를 중심으로 한 3개의 손가락을 작게 지그재그로 움직이고 귀 주위를 앞에서 뒤를 향해 씻는다.

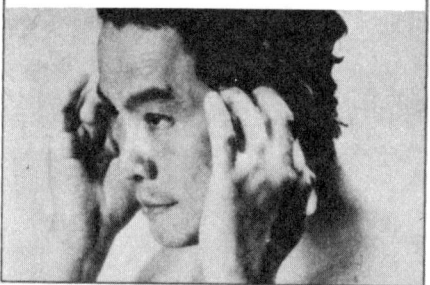

② 머리가 난 가장자리를 따라 샴푸 개시

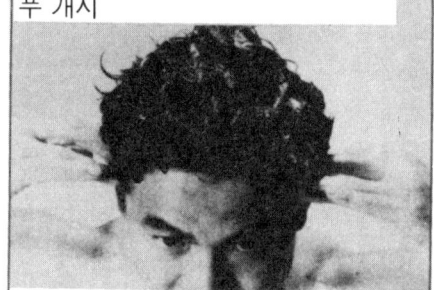

손가락 끝을 사용하여 귀 위에서부터 앞머리가 난 부분을 따라 샴푸한다. 지그재그를 그리듯이 손가락을 조금씩 뒤로 빗겨간다.

⑥ 가볍게 헹군다

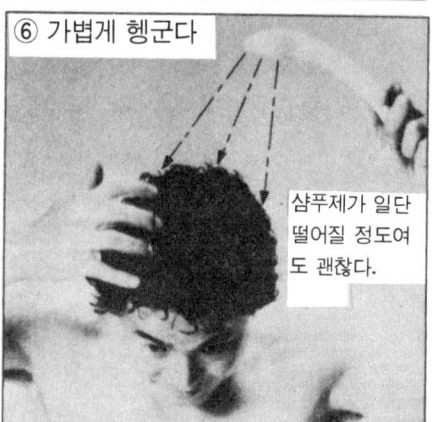

샴푸제가 일단 떨어질 정도여도 괜찮다.

③ 후두부를 씻는다

마찬가지로 손가락을 지그재그로 움직이면서 후두부를 샴푸한다.

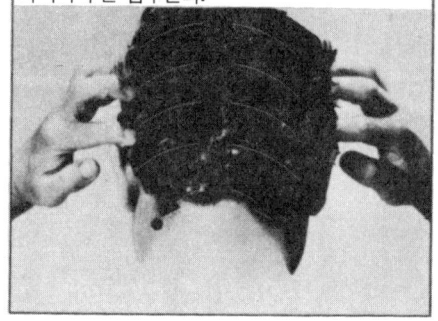

6 세발(洗髮)로 예방한다

세발 방법의 기본과 요령
(머리 전체의 본세)

예세가 끝나면 본세(本洗)이다.

예세를 하면 대개 머리의 더러움의 1/3 정도는 떨어진다고 한다. 그러나 기름기가 많은 사람처럼 살에 꼭 달라붙은 더러움이 좀처럼 떨어지지 않는 사람도 있다. 이런 타입의 사람은 머리 피부에 붙어 있는 피지가 완전히 제거되도록 정성스럽게 본세를 하기 바란다.

예세를 한 뒤의 머리는 샴푸 거품이 아주 잘 나므로 본세에서 사용하는 샴푸제는 약간이라도 좋을 것이다.

또 여성 등에게서 많이 볼 수 있는데, 샴푸하면서 빗이나 브러시로 빗는 사람이 있다. 이것은 얼핏 보면 더러움이 잘 떨어질 것 같지만 오히려 역효과이다. 샴푸 때 머리카락은 수분을 함유하여 팽창되어 있다. 이와 같은 상태에서 머리카락 표면을 빗게 되면 상처가 나므로 절대로 피해야 한다. 단 촘촘하지 않은 스켈튼 브러시는 이용해도 상관없다. 또 한가지 머리 끝을 비비는 것도 엄금이다. 현미경으로 관찰하면 잘 알 수 있는데 한 개 한 개의 머리는 생선 비늘 모양으로 되어 있다. 이것을 서로 비비면 비늘이 서로 스쳐 벗겨져 버리는 것이다. 그 결과 머리결이 상하고 탈모로 연관된다. 샴푸는 머리속을 중심으로, 머리카락 끝은 비누거품이 충분히 닿을 정도라고 생각하기 바란다. 샴푸의 양은 대개 티스푼 1개 정도가 기준이다.

본세(本洗) 잘 하는 법

① 우선 전체를 씻는 것에서부터 시작한다. 머리 전체에 샴푸제를 발라 거품을 내기 바란다.

② 손가락 끝을 사용하여 작게 그리고 되도록 빠르게 움직여 씻는다. 그 뒤 손가락을 조금씩 후방으로 움직이면서 머리 전체를 씻는다.

③ ②와 같은 요령으로 머리 꼭대기에서 후두부의 머리가 나 있는 곳에 걸쳐 좌우 대칭으로 씻는다.

④ 머리 꼭대기의 주변은 의외로 남겨 두는 경우가 많은 것 같다. 손가락 끝을 사용하여 특히 정성스럽게 씻어 두자.

⑤ 다시 머리 꼭대기에서부터 후두부의 머리가 나 있는 곳 옆을 씻는다. 손가락을 작게 움직이면서 꼭대기와 머리가 나 있는 곳 사이를 상하로 반복하여 씻는다.

⑥ 두 손의 손가락 전체를 사용하여 머리 전체를 크게 씻는다. 두 손 손가락을 교차시켜 씻는 것이 요령이다.

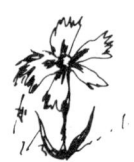

손가락 끝을 이용하여 잘게 그리고 재빠르게 움직이면서 머리 전체를 구석구석 씻는다.

① 프로가 가르켜주는 본세의 테크닉

④ 후두부를 씻는다

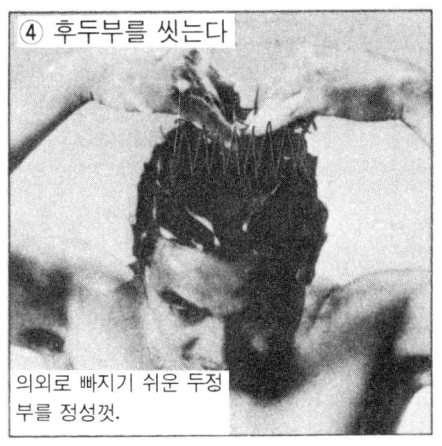

의외로 빠지기 쉬운 두정
부를 정성껏.

① 샴푸를 바른다.

전체에 샴푸를 발라 거품을 낸다.

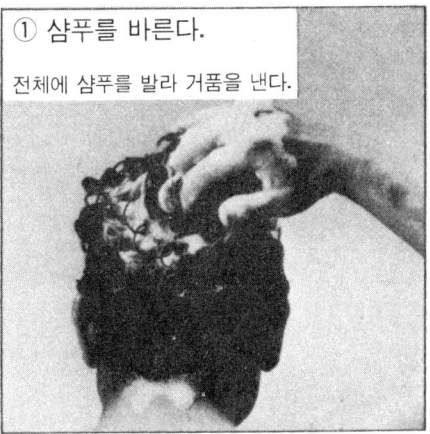

⑤ 다시 후두부를 씻는다

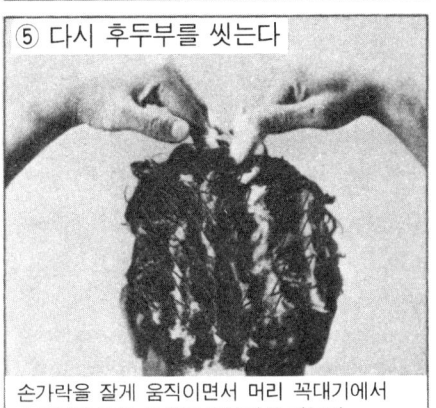

손가락을 잘게 움직이면서 머리 꼭대기에서
후두부에 걸쳐 상하로 반복해서 씻는다.

② 머리가 난 곳에서부터 샴푸 개시

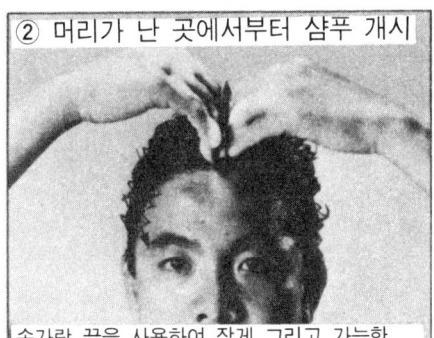

손가락 끝을 사용하여 작게 그리고 가능한
빨리 움직인다. 이마의 머리가 난 곳에서부
터 시작해서 손가락을 조금씩 뒤로 빗겨간
다.

⑥ 머리 전체를 씻는다

양손의 손가락 전체를 사용하여 머리 전체를
크게 씻는다.
손가락을 교차시키듯이 해서 씻는 것이 요령.

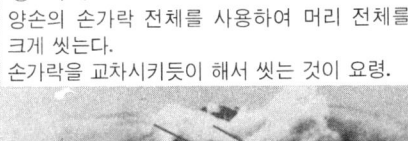

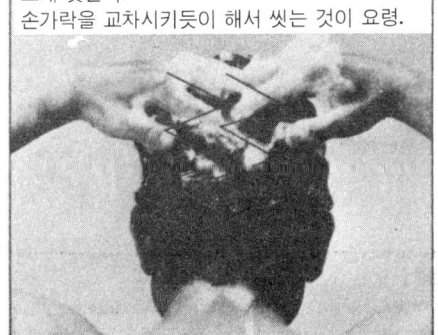

③ 후두부를 씻는다

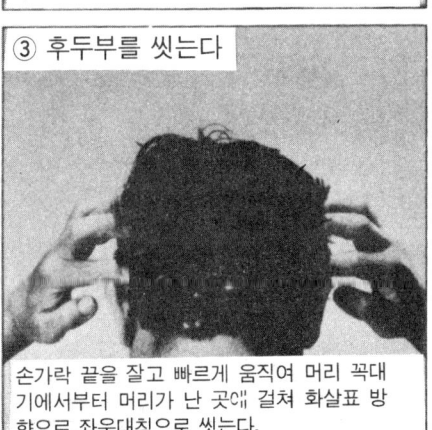

손가락 끝을 잘고 빠르게 움직여 머리 꼭대
기에서부터 머리가 난 곳에 걸쳐 화살표 방
향으로 좌우대칭으로 씻는다.

⑦ 세발(洗髮)로 예방한다

세발 방법의 기본과 요령 (각부분의 본세)

　머리 전체를 씻었으면 이번에는 각 부분의 본세를 시작한다. 머리는 전체를 구석구석 씻으려고 해도 깜박 빠뜨리는 곳이 생기기 쉬운 곳이다. 남겨놓기 쉬운 부분을 특히 주의하여 씻는 것이 부분 세발을 하는 목적이다.

　여기에서 소개할 부분 세발은 미용실에서도 실제로 실시하고 있는 부분이다. 씻는 곳은 앞머리가 난 부분, 귀 주변과 후두부의 머리가 난 곳, 3곳이다.

본세 잘 하는 법(부분 세발)

　① 부분 세발은 앞머리가 나 있는 곳에서부터 시작한다. 이 부분은 근지러워지는 일이 많으므로 잘 쓰는 손의 손가락을 사용하여 특히 정성스럽게 씻어 준다.

　② 귀 주변도 근질거림이 일어나기 쉬운 곳이다. 두 손의 인지 손가락과 중지 끝을 사용하여 잘게 움직이면서 씻어준다.

　③ 후두부의 머리가 나 있는 곳을 씻는다. 손가락 끝을 작게 상하로 움직이면서 정성스럽게 씻어 준다.

　④ 보통 때부터 비듬과 근질거림으로 고민하는 사람은 마지막에 브

러시로 앞에서 뒤를 향해 두피를 마사지해 준다. 이 때 사용하는 브러시는 촘촘하지 않은 스켈튼 브러시가 좋을 것이다. 브러시의 자극이 매우 기분 좋고 효과적이다.

⑤ 마지막으로는 헹구기이다. 샴푸제가 완전히 떨어지도록 정성스럽게 헹궈준다. 미장원에서는 헹구는 데만 1.8 *l* 병 50개 정도의 더운물을 쓴다고 한다. 그 정도까지는 아니더라도 더운물을 듬뿍 사용하여 씻을 때와 마찬가지로 손가락 끝에 힘을 주어 천천히 몇 번이고 헹궈준다.

귀 주변과 뒤 목 부분은 특히 정성스럽게 헹군다.

샴푸할 수 없을 때는 이 방법을

그런데 감기에 걸리거나 해서 아무래도 샴푸를 할 수 없는 경우가 있는 것이다. 그래도 머리를 청결하게 유지하려면 어떻게 하는 것이 좋을까.

이런 때는 탈지면에 헤어 토닉을 듬뿍 묻혀 두피를 잘 닦아 두는 것이다. 이렇게 하면 토닉의 알콜분이 더러움을 깨끗하게 닦아내 준다. 이 뒤에 두피를 마사지하고 브러싱을 머리 전체에 20~30회 정도 실시하고 마지막으로 증기 타올을 꼭 짜서 머리를 닦으면 좋을 것이다.

브러시에 탈지면을 말아 헤어 토닉을 발라 거즈를 씌워 브러싱하는 방법도 있다.

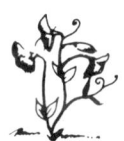

근지러워지기 쉬운 앞머리가 나 있는 곳, 귀 주변, 후두부의 머리가 나 있는 곳을 특히 정성스럽게.

② 프로가 가르켜주는 본세의 테크닉

③ 후두부의 머리가 난 곳을 씻는다

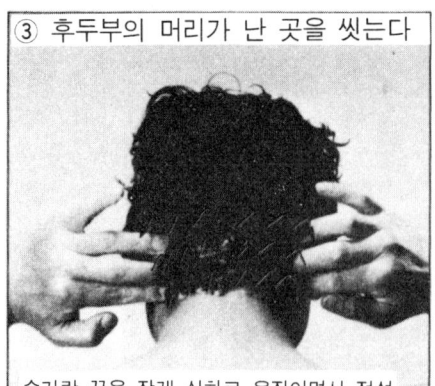

손가락 끝을 작게 상하로 움직이면서 정성
스럽게 씻는다.

① 앞머리가 난 곳을 씻는다

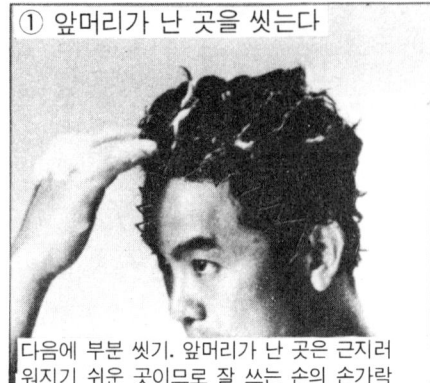

다음에 부분 씻기. 앞머리가 난 곳은 근지러
워지기 쉬운 곳이므로 잘 쓰는 손의 손가락
끝을 사용하여 정성스럽게.

④ 비듬이나 근지러움이 많은 사람은

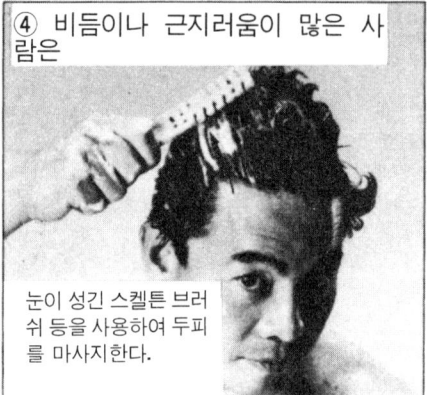

눈이 성긴 스켈튼 브러
쉬 등을 사용하여 두피
를 마사지한다.

② 귀 주변을 씻는다

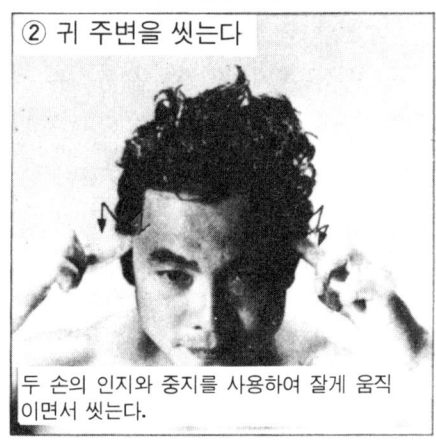

두 손의 인지와 중지를 사용하여 잘게 움직
이면서 씻는다.

⑤ 헹구기

더운물을 듬뿍 사용하여 정성스럽게 씻어낸
다. 손가락 끝에 힘을 넣어 몇 번이나 반복
한다.

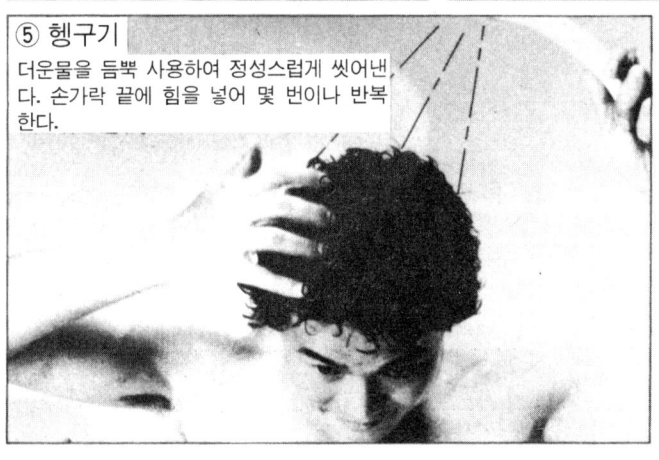

⑧ 세발(洗髮)로 예방한다

린스는 무엇을 선택할 것인가

세발할 때 샴푸와 세트로 실시되는 것이 린스이다. 린스란 '헹군다'라는 의미의 영어에서 왔듯이 샴푸 후의 헹구는 더운 물에 섞어 머리에 뿌리는 것이다.

앞에서 샴푸는 산성의 것을 선택해야 한다고 서술했다. 이것은 린스도 마찬가지이다. 가령 샴푸가 알칼리성이었다 해도 나중에 사용하는 린스가 산성이면 샴푸의 알칼리성을 중화시켜 머리가 상하는 것을 억제할 수 있다. 즉 여성이 알칼리성 비누로 세안한 뒤 산성 화장수나 우유로 얼굴을 닦아내는 것과 같은 효과를 기대할 수 있는 것이다.

바른 린스 사용법

단, 탈모가 걱정이 되는 사람 중에는 머리의 질에 따라 린스 사용법에 주의를 해야 할 사람도 있다.

이 말은 린스는 머리카락에 유분을 주는 작용이 있으므로 머리가 번질번질 빛나고 있는 지성인 사람의 경우에는 살갗에 많이 발라 버리면 머리의 기름과 린스의 유분이 섞여 오히려 탈모를 조장하게 되어 버리기 때문이다.

이런 사람은 되도록 유분이 적은 린스를 선택한다. 린스를 넣은 더운

물에 직접 머리를 담그지 말고 손가락에 덜어 손가락으로 머리카락에만 린스를 칠하도록 한다. 머리 속에는 되도록 닿지 않도록 하고 린스를 했으면 곧 정성스럽게 헹군다.

헹구기는 우선 더운물로 실시하고 마지막에 미지근한 물을 뿌리면 모공이 수축되어 탈모방지에 뜻밖의 효과를 가져온다. 겨울, 추울 때에는 그렇다치고 기름기 분비가 왕성해지는 여름에는 꼭 권하고 싶은 방법이다.

근지러움 방지 린스는 살균 작용이 있고 비듬성인 사람이 가끔 사용하면 좋을 것이다. 그러나 너무 많이 사용하면 살갗이 약해지므로 사용은 피하는 것이 현명하다.

살갗에 상처가 있을 때도 린스를 머리카락 끝에만 실시하고 곧 헹궈내기 바란다.

한편 드라이어를 너무 자주 사용한 퍼머 헤어로 머리가 건조되어 상해 있는 경우에는 린스를 반드시 사용한다.이 때는 두피에 린스가 닿도록 해도 상관없다.

또 지성인 머리카락은 시판되고 있는 린스제가 아닌 아래에서 소개하는 레몬이나 산을 사용한 린스제를 시험해 보는 것도 좋을 것이다. 이런 린스제라면 유분이 없으므로 비록 살에 닿아도 두피나 머리카락이 끈적거릴 걱정은 없다.

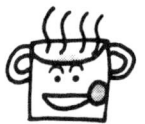

탈모가 걱정인 지성 머리카락인 사람은 머리카락 끝에 린스를 바르고 곧 씻어낼 것.

실패하지 않는 린스 사용법

린스 선택의 포인트

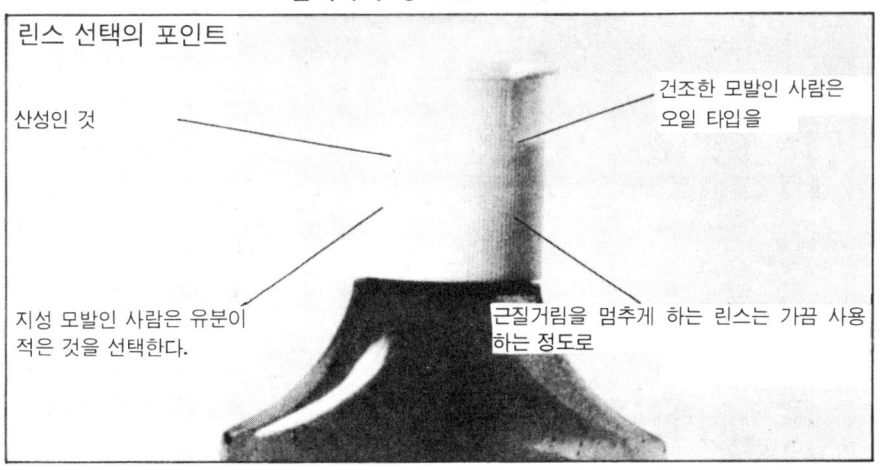

산성인 것

건조한 모발인 사람은 오일 타입을

지성 모발인 사람은 유분이 적은 것을 선택한다.

근질거림을 멈추게 하는 린스는 가끔 사용하는 정도로

헹구기

린스를 했으면 곧 정성스럽게 헹군다.

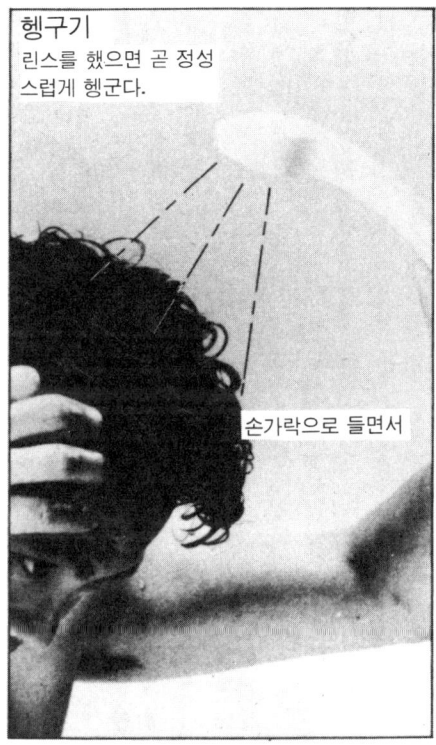

손가락으로 들면서

린스 사용법

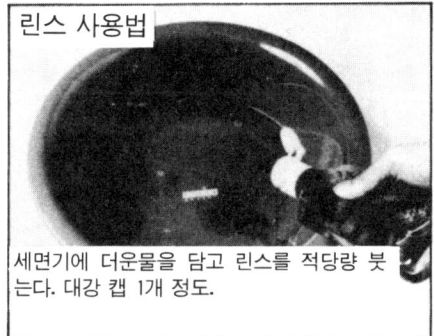

세면기에 더운물을 담고 린스를 적당량 붓는다. 대강 캡 1개 정도.

기름기 있는 모발, 살갗에 상처가 있는 사람은 손 앞 끝에만

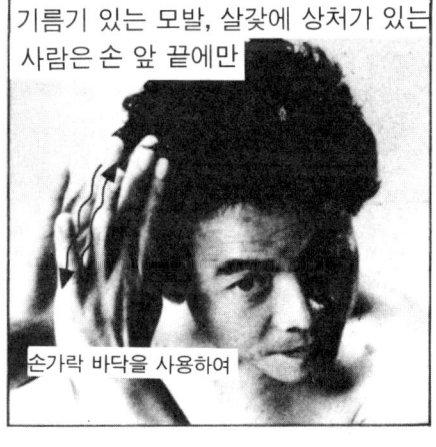

손가락 바닥을 사용하여

⑨ 세발(洗髮)로 예방한다

양모(養毛) 효과를 높이는
손으로 만든 린스

린스제는 자연 소재로부터 만들 수 있다. 여기에 소개할 린스는 모두 영양 보급 효과가 우수하다. 탈모 방지를 위해 주변에 있는 재료를 활용해 보는 것이 어떨까.

손으로 린스 만드는 방법과 사용법

계란 린스

① 계란 노른자만을 1개 용기 속에 넣어 잘 젓는다.

② 이것을 정성스럽게 머리카락에 발라 마사지하고 그대로 10~15분 놓아 둔다.

③ 미지근한 물로 헹군다.

계란 노른자는 약산성이므로 지모(枝毛)가 많은 사람이나 머리결이 상한 사람에게 특히 권하고 싶은 린스이다. 단, 그대로 2~3일 방치해 두면 불쾌한 냄새가 나므로 부지런히 샴푸한다.

우유 린스

① 우유 1개를 조금 데워 머리 전체에 구석구석 바른다.

② 미지근한 물로 정성스럽게 헹군다.

우유가 살에 좋은 것은 안에 포함되어 있는 지방구(脂肪球)가 살갗

표면에 붙기 때문이다. 머리에 대해서도 마찬가지 효과가 있고, 샴푸로 빼앗긴 기름기를 보충시켜 준다. 지속성은 없으므로 계란 린스처럼 부지런히 샴푸를 하고 린스를 한다.

레몬 린스

① 세면기 2/3의 더운물에 대해 레몬 반 개분의 즙을 넣는다.

② 머리에 바르고 충분히 헹군다.

레몬즙을 엷게 하는 것은 그대로 사용하면 산성도가 너무 높아 자극이 강해 오히려 역효과를 일으키는 경우도 있기 때문이다.

레몬에는 유분이 포함되어 있지 않으므로 평소에 머리가 기름져 있는 사람에게 가장 적합하다.

식초 린스

① 컵 1잔 분량의 더운물에 대해 식초 1~2cc(약 작은 수저 1개)를 넣어 린스한다.

② 냄새는 사라지므로 정성스럽게 헹군다.

물고기의 경우도 알 수 있듯이 식초는 단백질을 응고시키는 작용이 강하여 머리를 정돈한다. 지성 이외의 사람은 이 뒤에 헤어 크림이나 헤어 오일을 사용하면 머리카락이 보호되는 것이다.

알로에 린스

① 생(生) 잎을 갈아 중성 린스에 섞는다.

② 머리 전체에 바른 뒤 알로에가 다 씻겨 나갈 때까지 헹군다.

비듬, 근지러움이 있는 사람에게 효과적이다.

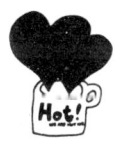

지성으로 머리가 끈끈한 사람에게는 레몬과 식초 린스가 좋다. 헹구기를 충분히 할 것

간단하면서도 효과적인 린스 만드는 법

계란 린스

노른자만을 사용한다.
구석구석 머리에 바르고 10분~15분 두었다
가 헹군다.
모발이 상한 사람에게 좋다.

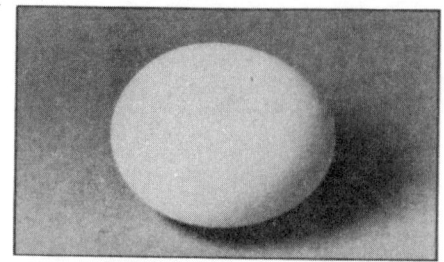

우유 린스

우유 한 개를 조금 따뜻하게 해서 모발에
바른다.
건조 머리인 사람에게.

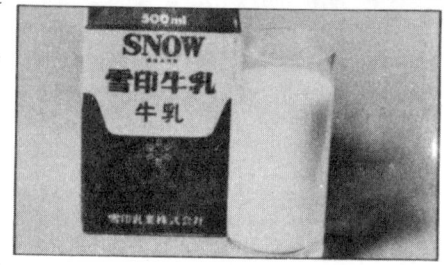

레몬 린스

세면기 $\frac{2}{3}$의 더운물에 레몬 반 개의 즙을
넣는다.
기름기가 많은 사람에게.

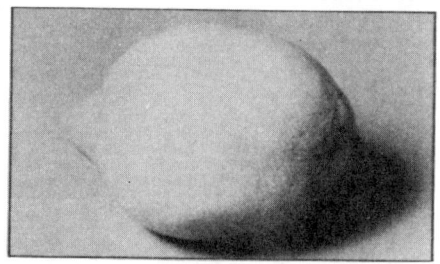

식초 린스

컵 1잔의 더운물에 식초 1~2cc(작은 수저
1)를 가한다.
기름기가 있고 평소 머리가 끈적거리는 모
발에.

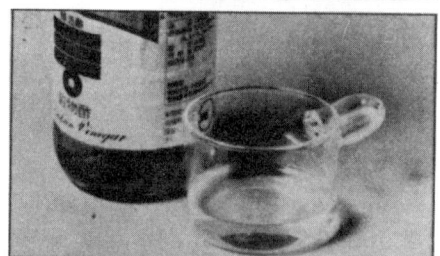

알로에 린스

생잎을 즙을 내어 중성 린스에 섞는다.
비듬, 근질거림이 있는 사람에게.

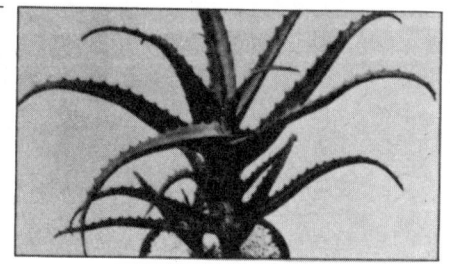

⑩ 세발(洗髮)로 예방한다

머리를 상하지 않도록 잘 건조시키는 방법

애써서 정성스럽게 세발해도 말릴 때 타올로 빡빡 강하게 비비거나 주무르거나 해서는 효과가 반감되어 버린다. 난폭하게 닦으면 지모를 만드는 원인이 되고 머리를 상하게 한다.

그렇다고 해서 언제까지나 젖은 머리로 있을 수는 없다. 샴푸가 끝나면 재빨리, 그리고 정성스럽게 머리를 말리는 것이 중요하다. 여기에서는 머리를 상하지 않고 정성스럽게 말리는 방법을 소개하겠다.

머리카락이 상하지 않게 말리는 법

타올 드라이

마른 타올을 준비한다. 목욕 타올이면 한 개, 보통 사이즈면 2개를 준비한다.

① 그림 ①처럼 타올을 대고 아래에서 위로 치는 요령으로 수분을 제거한다. 머리카락 끝도 마찬가지로 양쪽에서 타올로 끼워 강하게 쳐 수분을 제거한다.

이것을 정성스럽게 실시하면 상당한 수분을 제거할 수 있을 것이다.

② 뒤에서부터 타올을 대고 양 끝을 앞으로 오게 하여 머리 전체를 푹 덮는다. 그대로 양쪽에서 눌러 준다. 강하게 비비거나 머리를 주물

러서는 안된다. 타올 드라이의 기본은 어디까지나 머리의 흐름에 따라 근원에서 머리 끝으로 물기를 짜듯이 하는 것이다.

③ 다음에 타올 위에서 머리를 통통 두드리면서 수분을 흡수시킨다. 이것이 머리를 상하지 않게 하는 요령이다. 게다가 이 방법이면 타올 위에서 두드리는 것에 의해 마사지의 효과도 올릴 수 있다. 살갗에 자극을 주는 것으로 두피의 혈행이 촉진되는 것이다. 특히 목을 잘 주물러 두면 혈행을 촉진시키는데 한층 효과적이다.

드라이어로 건조시킬 때

핸드 드라이어는 반드시 타올로 어느 정도 말린 뒤에 사용한다. 바람은 약하게 하여 서서히 말린다. 반드시 드라이어를 머리에서 20cm 이상 떼어 사용하는 것이 기본이다. 이것은 너무 가까이 대면 열풍이 머리를 태워 상하게 할 우려가 있기 때문이다. 드라이어는 머리에서 충분히 떼어 바람이 머리 전체에 퍼지도록 하여 사용하는 것이 올바르다.

또 드라이어는 머리 안쪽에 대어 머리가 뜨듯이 한다. 사방 3cm 정도씩 손가락으로 들어올려 바람을 대면 보다 빠르게 그리고 머리를 상하지 않고 건조시킬 수가 있다. 세트는 8할 정도 마른 뒤에 하면 손쉽게 할 수 있다.

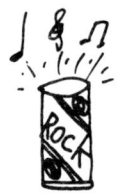

타올을 뒤쪽에서 대어 머리를 덮고 양쪽에서 누르거나 두드려 말린다.

모발을 상하지 않고 잘 말리는 법

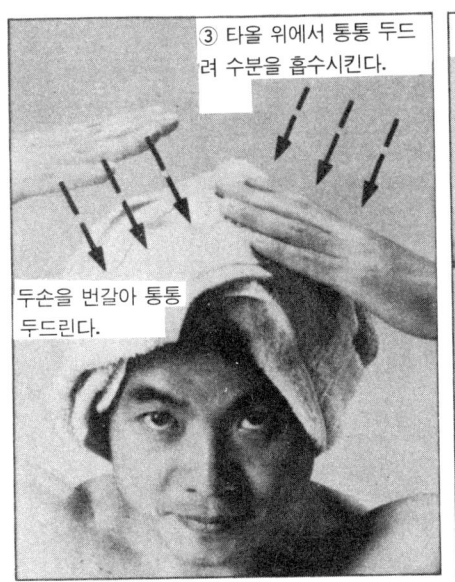

③ 타올 위에서 통통 두드려 수분을 흡수시킨다.

두손을 번갈아 통통 두드린다.

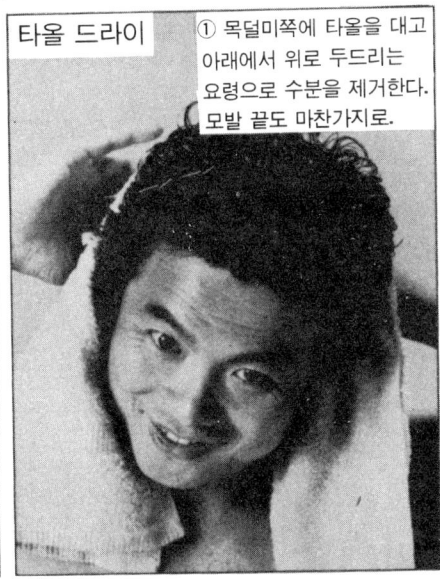

타올 드라이

① 목덜미쪽에 타올을 대고 아래에서 위로 두드리는 요령으로 수분을 제거한다. 모발 끝도 마찬가지로.

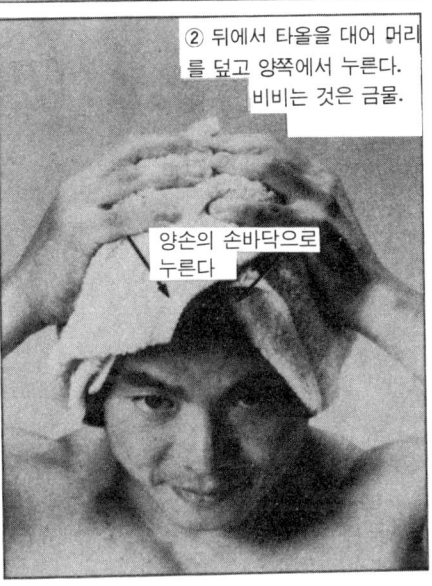

② 뒤에서 타올을 대어 머리를 덮고 양쪽에서 누른다. 비비는 것은 금물.

양손의 손바닥으로 누른다

드라이어를 사용할 때

드라이어는 머리 끝에서 20cm 이상 떼어 사용한다. 머리 안쪽에서 바람을 대어 머리가 들뜨도록 한다. 조금씩 손가락으로 들어 바람을 대면 머리를 상하지 않고 건조시킬 수 있다. 손가락으로 들어서 두 손의 손바닥으로 누른다.

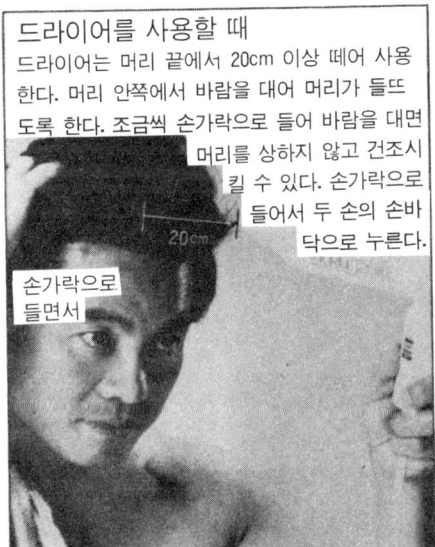

20cm

손가락으로 들면서

⑪ 세발(洗髮)로 예방한다

타입별·당신에게 가장 잘 맞는 세발법

지금까지 적지 않은 페이지에 걸쳐 브러싱에서 아프터케어까지 세발의 기본과 테크닉을 구체적으로 소개해 왔다. 그러나 사람에 따라 머리카락의 양과 질은 제각기 다르므로 세발시 주의해야 할 점은 조금씩 다르다.

여기에서는 타입별로 각각의 주의할 점을 정리하겠다.

건강한 머리이고 숱이 많은 사람은

머리에 윤기가 있고 나풀나풀한 사람은 특별한 샴푸제나 린스제를 사용할 필요가 없다. 단, 산성의 것을 선택하는 것이 좋을 것이다. 나일론 브러시로 정성스럽게 브러싱한 뒤 샴푸한다. 샴푸는 머리가 더러워진 듯한 느낌이 들기 시작한 때 해도 상관없다.

건조하기 쉽고 머리의 숱도 많은 사람은

샴푸는 1주일에 2회 정도의 비율이면 될 것이다. 오일리 타입의 샴푸제를 사용하고 린스, 트리트먼트도 정성스럽게 한다.

세발 후에는 되도록 타올로 머리를 건조시키고 드라이어의 사용은 피한다.

두피에 기름이 잘 끼고 머리 숱이 많은 사람은

기름이 끼었다 고 느껴지면 매일이라도 샴푸를 한다. 샴푸제는 산성인 것을 이용하여 2번 씻는다. 린스는 머리카락 끝만을 하든가 또는 하지 않아도 상관없다. 유분이 적은 레몬이나 식초 등을 사용한 린스도 한 가지 방법이다.

두피에 기름이 끼기 쉬운 머리이고 숱이 적은 사람은

브러싱과 샴푸를 하면 머리가 빠지지 않을까 라고 걱정하는 것은 무용지물이다. 정성껏 샴푸하자. 동물털의 브러시로 브러싱한 뒤 예세를 하지 말고 곧 본세를. 린스는 하지 말거나 레몬·식초를 사용하고 타올 드라이를 하면서 머리에 자극을 준다.

머리는 건강하지만 전체적으로 숱이 적은 사람은

돼지털 등 동물털의 브러시로 브러싱 한다. 예세는 하지 않아도 좋을 것이다.

샴푸제, 린스제 모두 산성인 것을 사용한다. 세발 후에는 타올 드라이를 하고 손으로 머리를 두드리듯 하여 두피에 자극을 준다. 샴푸는 머리의 더러움 정도에 기준을 두어 실시한다.

건조하기 쉬운 머리이고 숱이 적은 사람은

샴푸 횟수는 적어도 상관없다. 1주일에 2번이 적당할 것이다. 브러싱은 동물의 브러시로. 예세는 하지 않지만 트리트먼트나 린스는 잊지 말고 실행했으면 한다. 타올 드라이를 하고 자극을 주는 것은 건강모인 사람과 같다.

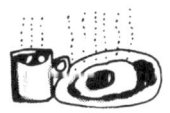

마찬가지로 머리 숱이 적은 사람이라도 머리의 질에 따라 세발 방법은 전혀 달라진다

머리가 많은 사람(노멀 헤어)

브러싱 : 나일론 브러시·쿠션 브러시
샴푸 : 산성의 것을 엷게 해서 두 번 씻는다.
횟수 : 더러워졌다고 생각하면.
린스 : 산성의 것을.
주의해야 할 점 : 특별한 것은 없다.

머리가 적은 사람(노멀 헤어)

브러싱 : 동물모.
샴푸 : 산성의 것을 엷게 해서 본세만.
횟수 : 더러워졌다고 생각하면.
린스 : 산성의 것을.
주의해야 할 점 : 특별한 것은 없다.

머리가 많은 사람(기름기가 많은 머리)

브러싱 : 나일론 브러시, 쿠션 브러시
샴푸 : 산성인 것을 엷게 해서 두번 씻는다.
횟수 : 기름이 끼었다고 생각되면 매일이라도
린스 : 산성의 것을 머리카락 끝에만, 식초랑 레몬 린스도.
주의해야 할 점 : 린스 후에는 곧 정성스럽게 헹군다.

머리숱이 많은 사람(건조하기 쉬운 모발)

브러싱 : 나일론 브러시·쿠션 브러시
샴푸 : 산성의 것을 엷게 해서 2번 씻는다. 1주일에 2회 정도.
린스 : 산성의 것을.
주의해야 할 점 : 린스는 반드시 한다. 트리트먼트로.

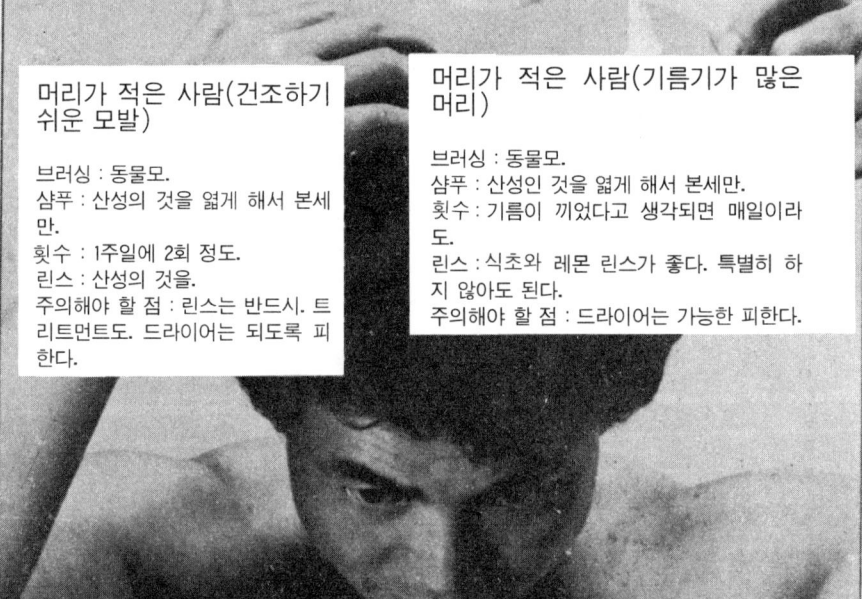

머리가 적은 사람(건조하기 쉬운 모발)

브러싱 : 동물모.
샴푸 : 산성의 것을 엷게 해서 본세만.
횟수 : 1주일에 2회 정도.
린스 : 산성의 것을.
주의해야 할 점 : 린스는 반드시. 트리트먼트도. 드라이어는 되도록 피한다.

머리가 적은 사람(기름기가 많은 머리)

브러싱 : 동물모.
샴푸 : 산성인 것을 엷게 해서 본세만.
횟수 : 기름이 끼었다고 생각되면 매일이라도.
린스 : 식초와 레몬 린스가 좋다. 특별히 하지 않아도 된다.
주의해야 할 점 : 드라이어는 가능한 피한다.

⑫ 세발(洗髮)로 예방한다

정발료(整髮料)는
이렇게 사용한다

세발이 끝난 뒤 정발료로 머리를 정돈한다. 정발료에는 살균력이 있고 두피를 청결하게 유지한다는 효과가 있다.

또 알콜성분이 들어 있는 정발료는 두피에 약한 자극을 주기 때문에 두피의 혈행이 좋아지고 잘 사용하면 탈모방지에도 도움이 된다. 제품에 따라 유성인 것과 무유성인 것이 있고, 머리가 건조하기 쉬운 사람은 전자를, 기름이 끼기 쉬운 사람은 후자를 사용하는 것이 좋을 것이다. 여름은 무유성, 겨울에는 유성으로 계절에 따라 나누어 사용할 수도 있다.

정발료의 바른 사용 방법

헤어 토닉

우선 헤어 토닉으로 모근(毛根)에 영향을 준다. 비듬이나 근질거림을 억제한다. 청량감이 있으므로 여름에는 특히 적합하다. 머리 보다도 오히려 살에 듬뿍 칠해 손가락 끝으로 두피를 주물러 잘 마사지한다. 만일 토닉을 사용했을 때 얼얼하거나 뜨거운 느낌이 들 때는 조금 알콜 농도가 낮은 타입의 것으로 바꾸어도 상관없을 것이다.

헤어 리퀴드

병째 머리에 직접 액을 뿌려 머리 꼭대기, 양 사이드, 앞머리 순으로 액을 바른다.

헤어 리퀴드는 머리가 딱딱한 사람에게 적합하다. 사용할 때는 살갗보다 머리카락에 잘 붙도록 한다.

스타일링무스

골프공 크기의 양을 미리 손에 취해 머리카락 전용, 머리카락·두피 쌍방에 바르는 타입이 있고, 머리 전체에 발랐으면 브러싱으로 머리의 방향을 정해 마지막으로 손으로 정리한다.

헤어 크림

마찬가지로 손에 덜어 머리에 바른다. 양은 콩알 크기면 될 것이다. 손바닥에 덜었으면 손가락 끝으로 펴 머리카락을 잡으면서 전체에 바른다. 헤어 크림은 세발 후 드라이어로 머리를 말릴 때 등에 사용하면 머리가 매우 안정된다. 또 머리에 광택을 주는 효과도 있으므로 보통 때 머리에 윤이 나지 않는 사람은 사용해 보면 좋을 것이다. 머리카락이 건조되기 쉬운 타입의 사람에게도 적합하다.

오일 스프레이

헤어 크림과 마찬가지로 머리에 유분을. 머리가 건조되는 경향이 있는 사람은 사용해 보는 것도 좋을 것이다.

머리에서 30㎝ 정도 떼어 머리카락에 잘 붙도록 스프레이한다.

머리카락이 너무 건조되어 있으면 유성 린스를 해도 유분이 흡수되어 버려 머리 표면에 보호막을 형성할 수 없다. 헤어 크림과 오일 스프레이는 샴푸 후 건조모(乾燥毛)를 정돈하는 마무리제라고 생각해 주기 바란다.

토닉은 두피에 발라 마사지. 리퀴드는 경모(硬毛), 헤어 크림은 건조모(乾燥毛)에

정발료(整髮料) 사용 구분

무 스	골프공 크기를 손에 취해 바른다. 머리카락에만 바르고 두피에 바르는 타입이 있다.
토 닉	병에서 직접 머리로 뿌린다. 특히 두피에 청량감이 있고 비듬, 근지러움을 억제한다. 바른 뒤 마사지를 하면 한층 유효.
리 퀴 드	병에서 직접 머리로 모발에만 바른다. 경모(硬毛)에 적합.
헤어 크림	콩알 크기를 손에 취해 사용한다. 건조모에 적합하다.
오일스프레이	머리에서 30cm 정도 떼어 스프레이 한다.

헤어 리퀴드, 헤어토닉 사용법

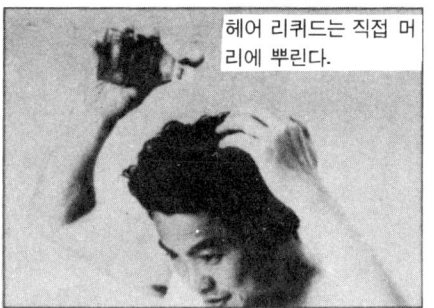

헤어 리퀴드는 직접 머리에 뿌린다.

스타일링 무스 바르는 법

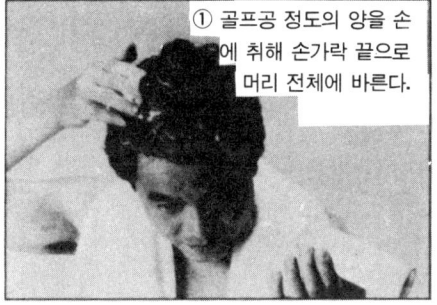

① 골프공 정도의 양을 손에 취해 손가락 끝으로 머리 전체에 바른다.

마사지를 잊지 않는다

토닉을 발랐으면 손가락 끝으로 두피를 잘 마사지한다.

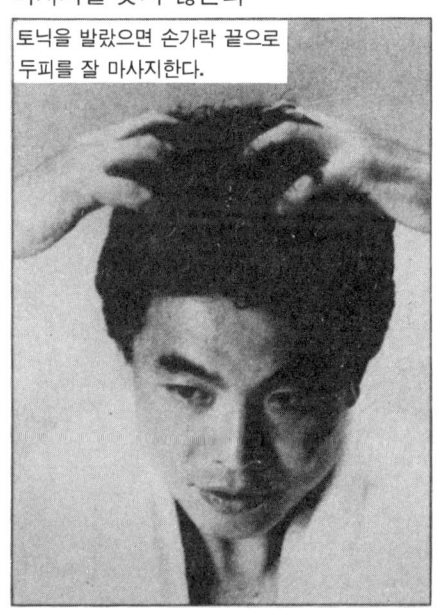

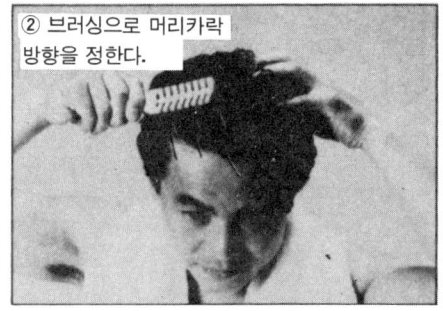

② 브러싱으로 머리카락 방향을 정한다.

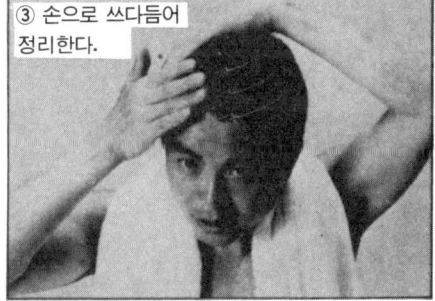

③ 손으로 쓰다듬어 정리한다.

① 효과적인 탈모 방지법

발모제로 예방한다

탈모가 신경 쓰이는 사람에게 있어서 큰 관심의 대상이라고 하면 뭐니뭐니해도 각 메이커가 발매하고 있는 **발모제**가 아닐까. 이제까지 실제로 사용한 경험이 있는 사람도 있을 것이고 앞으로 사용해 보려고 생각하고 있는 사람도 있을 것이다.

그러면 도대체 **발모제**는 어째서 발모 효과가 있다고 되어 있는가.

발모제는 어느 메이커의 어느 상품을 보아도 많은 성분이 배합되어 있다.

그 구체적인 내용을 여기에서 조금 설명해 보겠다.

발모제의 성분과 그 효과

① 자극을 주는 성분

자극을 주는 약을 머리에 발라 치료하는 방법은 병원에서도 탈모의 치료에 이용되고 있다. 원리적으로는 머리에 충혈을 가져오는 것에 의해 머리의 혈행을 좋게 하고 머리카락에 영양을 준다는 방법이다. 고추정기, 칸타리스 정기, D-판토테닐알콜, 센브리, 멘톨 등은 모두 두피에 자극을 주는 성분이다.

② 영양소

발모제에는 비타민류가 든 것이 많은 것 같다. 단, 영양소는 입으로 취해 혈액으로 체내에 운반되는 것이 보통이므로 영양소가 들어있다고 해서 머리에 영양이 되는 것은 아닌 것이다.

그 보다 오히려 비듬이 변화되어 두피에 악영향을 미치는 과산화지질이라고 불리우는 유해물질이 되는 것을 방지하는데 효과가 있다 라고 하는 편이 옳을 것이다. D－판토테닐알콜, 비타민 E, 염산 피리독신 등이 여기에 해당한다.

③ 그 외의 성분

바이오히알론산이라는 성분은 산성으로 피부에 좋고 또 적당한 습기를 유지하는 작용이 있다. 또 콜레스테롤이 든 육모제도 있는데 이것은 머리로의 유분 공급 작용이 있다. 염산 지펜히드라민은 항 히스타민제로 근지러움을 멈추게 하는데 유효하다. 육모제에는 이 외에 각질을 용해시키는 레졸신과 머리에 윤기를 주는 감광소(感光素)가 들어있는 것이 있다.

한의학적 방법으로 한약재를 정제하여 만든 것으로 모공에 낀 지방을 제거하여 모공을 뚫어주고 피지성의 과잉분비된 지방을 제거하며 유해세균의 활동을 억제하고 혈액순환을 원활하게 하여 모근의 활성을 강화하는 제품도 있다.

이상의 성분이 조합되어 두발, 두피에 작용하고 탈모를 방지, 발모에도 효과가 있다고 일컬어지고 있다.

또 육모제 중에는 바른 뒤 머리를 친다 라는 것이 명시된 것도 있다.

머리에 자극을 주는 것은 혈행을 좋게 하고, 육모제를 사용할 때는 돼지털 등의 브러시로 치거나 손가락의 바닥을 사용하여 치도록 하면 좋을 것이다.

육모제의 내용물은 두피에 자극을 주어 혈행을 촉진시키는 성분이 주, '발라 두드린다'는 유효.

발모제를 바르기 전후에 실시하는 마사지

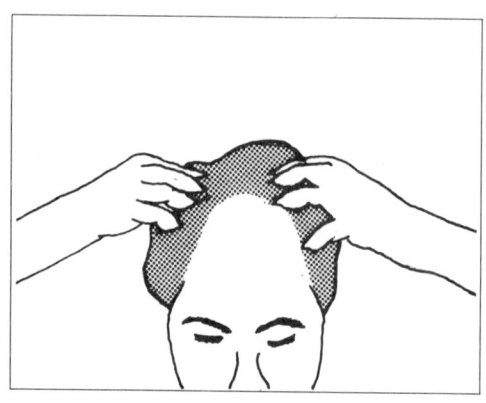

◀ 두피가 주름이 지도록 양손의 손가락으로 중앙을 향해 밀었다가 놓았다가 하는 운동을 5분 이상 반복하여 혈액이 모근에 공급되도록 한다.

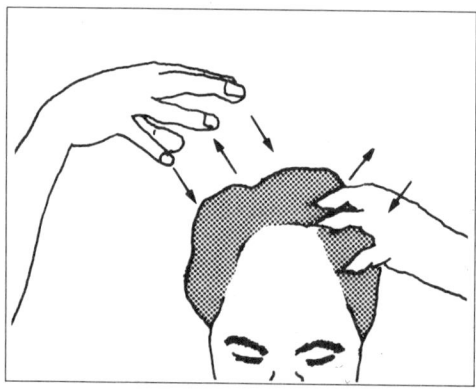

◀ 손가락 바닥으로 손가락 바닥을 통통대듯이 두드린다.

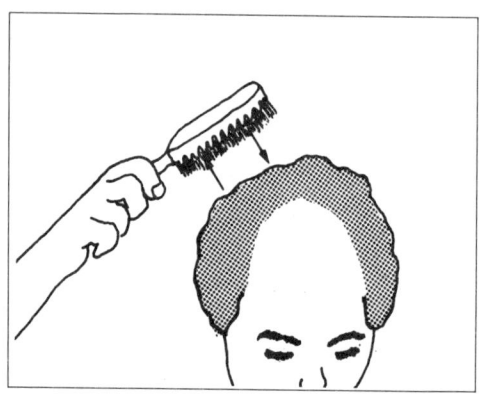

◀ 돼지털 브러시로 머리 전체를 가볍게 구석구석 두드린다.

주요 발모제의 성분 일람

제 품 명	성 분(일부)	자극을 준 다	영양소 가있다	살균 기능	피하지방 제거기능	비 고
약용시전개 (藥用柴電改)	고추정기 D－판토테닐알콜 비오틴 에티닐에스트라지 올 레졸신	○ ○	○ ○			여성호르몬 각질 용해제
약용 헤어 에센스	셈브리유출액 고추정기 염산아르질지아미노 멘톨 칸풀	○ ○ ○ ○ ○				
약용불노림 (不老林)	셈브리유출 페스트 에티닐에스트라지올 비타민E아세테이드 염산피리독신	○	○ ○			여성호르몬
약용육모(育毛) 에 센 스	바이오히알론산 비타민E아세테이드 미니사사니시키에기스 판토테닐에틸에텔	○	○ ○			산성, 습도를 유지한다
한약제 정제 헤어토닉	인삼, 당귀 등 한약재 를 정제하여 혼합	○	○	○	○	
약용크로겐	고추정기 칸타리스정기 산싱피리독신 아미노산	○ ○	○			산성
관 발 초 (冠髮草)	셈브리 쇼쿄 염산피리독신	○ ○	○			

② 효과적인 탈모 방지법

한방약으로 예방한다

옛날부터 중국에서는 머리카락은 혈액에 의해 만들어진다 라고 생각하고 있었다. 모발을 '혈여(血餘)'라고 부르는 것도 이 때문이다. 현대의학에서도 모발의 영양분은 혈액에 의해 운반된다는 것이 증명되어 있으나 한방의 세계에서는 이런 모발과 혈액의 밀접한 관계가 옛날부터 이야기되어져 왔던 것이다.

여기에서는 탈모에 효과가 있다고 쓰여지고 있는 한방 처방을 열거해 보았다.

탈모에 효과가 있는 한방 처방

① 시호가룡골모려탕(柴胡加龍骨牡蠣湯)

시호(柴胡) 5, 반하(半夏) 4, 복령(茯苓)・계지(桂枝) 각 3, 황금(黃芩)・대추(大棗)・생강(生薑)・인삼(人蔘)・용골(龍骨)・모려(牡蠣) 각 2.5, 대황(大黃) 1.

신경질적이어서 불면증으로 고민하는 사람에게 적합하다. 일반적으로 열병과 신경증에 효과가 있는 처방인데, 스트레스 해소 효과가 높고 탈모 방지에도 도움이 된다.

② 계지복령환(桂枝茯苓丸)

계지(桂枝), 복령(茯苓), 목단피(牧丹皮), 도인(桃仁), 작약(芍藥) 각 4.

본래는 월경 불순과 유산·사산의 치료 등 주로 부인병과 각종 출혈, 피부병 치료를 위한 처방인데, 일반적으로 '피의 길을 좋게 한다'라는 한방은 탈모에도 유효하다. 효능에 '부인병'이라고 쓰여 있어도 남성이 사용해도 지장없다.

③ 치타박일방(治打撲一方)

천골(川骨)·박속·천궁(川芎)·계지(桂枝) 각 3, 감초(甘草) 1.5, 대황(大黃)·정향(丁香) 각 1.

이것도 본래는 타박에 의한 상처나 두통에 유효하다는 처방인데, 몇 년인가 전에 대설 때 눈길에서 미끄러져 타박상을 입은 사람에게 처방했던 바 '머리가 잘 빠지지 않는다'라는 소리가 몇 번 있어 탈모 방지에 효과가 높다는 것이 확인되었다.

④ 실모산(實母散)

감초 0.19, 황연(黃連) 0.38, 정자(丁字) 0.56, 황금(黃芩) 0.75, 백술 0.75, 계피(桂皮) 0.94, 빈탕자(檳榔子) 0.94, 천골(川骨) 1.12, 목향(木香) 1.12, 천궁(川芎) 2.25, 당귀(當歸) 2.25.

어깨 결림과 현기증, 냉증, 생리통에 효과가 있는 처방인데 계지 복령환과 마찬가지로 '피의 길을 좋게 한다'라는 것이 탈모 방지의 효과를 기대할 수 있는 점이다.

가정에서 만드는 양모제

상백피(뽕 뿌리 껍질), 측백엽(側柏葉)을 사용한다. 각각 20g씩 토병에 넣고 2홉(400mℓ)의 물을 넣고 10분간 끓인다. 그 뒤 헝겊으로 짜 즙을 내어 식힌 다음 이 즙을 머리의 뿌리에 바른다.

바르는 것은 하루에 1회, 세발 후에 하는 것이 좋을 것이다.

상백피(桑白皮), 측백엽 모두 한약방에서 시판하고 있으므로 이것을 이용하면 가정에서 손쉽게 양모제를 만들 수 있다.

그러나 정제되지 않은 약재는 모근에 유해한 성문이 제거되지 않았기 때문에 모근이 약한 사람은 사용에 주의를 요한다.

탈모의 원인을 한의학에서는 혈허(血虛)로 영양이 기(氣)를 통해 피부에 공급되지 못하거나 풍사(風邪)가 침습함에 따라 풍(風)이 성하고 피가 조열(燥熱)하여 모발에 양분이 결여되어 초래되는 것으로 보고 있다.

탈모의 치료는 경락을 소통시키고, 풍습(모근피지선의 분비물 과잉 및 두피염증 등)을 제거하고, 혈액순환을 촉진하여 어혈을 없애고, 혈액을 보양하며 피부에 양분을 충족하게 공급하는 것이 치료의 원리다.

탈모치료는 임상실험을 통한 결과를 볼 때, 중풍치료나 내과계통 등에서 우수한 경우가 많듯이 한의학적 방법으로 제조된 제품이 서양의학적 방식으로 만들어진 제품보다 더 효과적인 것으로 알려지고 있다.

서양 의학적으로 만들어진 것 중 가장 우수한 것으로 알려진 미녹시딜은 고혈압 치료에 쓰이는 화학약품으로 모세혈관을 확장하여 발모가 되게 하는데, 단순한 혈류유통장애로 인한 탈모치료에는 효과가 있지만 모근피지선의 기름분비가 많고 비듬이 생기고 유해세균이 서식하여 염증이 발생하고 모공이 위축되고 혈류유통까지 장애를 받는 경우에는 효과가 적은 반면, 한의학적방식으로 제조된 것 중 가장 우수한 것으로 알려진 장광101은 이 두 가지를 함께 해결하여 모발재생, 탈모방지, 비듬 제거, 가려움증 제거 능력이 탁월한 것으로 알려지고 있다.

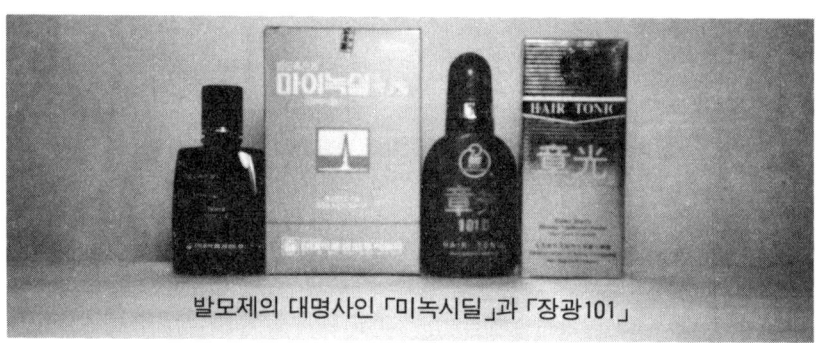

발모제의 대명사인 「미녹시딜」과 「장광101」

탈모방지에 효과가 있는 한방약

		치타박일방 (治打撲一方)	실모산 (實母散)	계지복령환 (桂枝茯苓丸)	시호가룡골 (柴胡加龍骨) 모려탕 (牡蠣湯)
스트레스			◎		◎
피 로 감		◎	◎		◎
혈색이 나쁠 때		◎	◎		
불 면 증			○		◎
변 비 증		◎			◎
체 력	강		◎	◎	
	중	○	○	○	○
	약	◎			
냉	강		◎	◎	
	중	○	○	○	○
	약	◎			◎
부인과 (생리)	순	◎	○	○	◎
	불순	○	◎	◎	○
몸의 통증		◎	◎	◎	
기왕증 (旣往症)	외상	◎		◎	
기타		과거에 타박, 추락 등을 경험한 사람	두통, 어깨 결림, 현기증이 동반되는 일이 많은 사람	상반신은 뜨겁고 하반신은 차다. 얼굴과 입술이 울혈되기 쉽고 두통, 어깨 결림이 있다.	신경질적으로 불면 경향, 간장(肝腸) 계통이 약한 사람

※ ◎표는 주로 해당하는 것, ○은 종으로 해당하는 것

③ 효과적인 탈모 방지법

손으로 만든 약주로
예방한다

약주란 강장, 장수, 치병, 강정 등을 목적으로 만들어진 술을 말한다. 알콜에 의해 약용 성분이 빨리 용해되고 게다가 알콜의 생리 작용으로 복용 후의 흡수도 스무스해진다. 혈행이 좋아지기 때문에 혈액 순환의 악화에서 오는 탈모의 예방에도 당연 큰 효과를 나타낸다.

오가피주(식전주), 당귀주(식후주) 등은 지금도 가정에서 자주 만들어지고 있다.

옛날부터 애음되어져 온 약주 중에 탈모 예방이 되는 것을 선택해 들어보겠다.

시판 약주

오가피주(식전주), 당귀주(식후주), 송엽주 등은 지금도 가정에서 자주 만들어지고 있다.

육체 피로, 위장 허약, 식욕 부진, 혈색 불량, 허약 체질, 병중병후, 발육기, 부인병 등의 자양 강장을 목표로 하는 것이 많은 것 같은데 모두 혈행을 좋아지게 함으로 탈모의 원인이 되는 혈액의 순환 악화에도 효과를 가져올 것이다.

탈모에 효과가 있는 손으로 만드는 약주

호도주

① 호도 열매 200g을 준비하고 소주 1.8 l , 얼음 사탕 200g을 넣어 보온병에 붓는다.

② 냉암소(冷暗所)에 2개월 정도 둔다.

③ 1일 1회 20~30ml(잔 2잔 정도)를 식전 또는 취침 전에 마신다.

이 호도주는 영양가가 높은 단백질, 미네랄을 주성분으로 하고 있어 피로회복, 강정, 백발을 방지하고 모발에 윤기를 주는 등의 효과를 기대할 수도 있다.

홍화주(紅花酒)

① 홍화(잇꽃을 건조시킨 것. 한약방에서 팔고 있다)를 50g 준비하고 소주 1.8 l 에 얼음 사탕 200g을 가하여 보존병에 넣는다.

② 냉암소에 3개월 정도 둔다.

③ 하루에 2회 20~30ml (잔 2잔 정도)가 1회분. 식전이나 취침 전에 마신다. 단, 임신 중인 여성은 음용을 피한다.

홍화주는 옛날부터 약용으로써 재배되어 온 잇꽃을 주성분으로 하고 냉증, 생리통 등 혈행 불량에 효과가 있다.

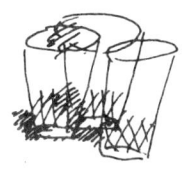

말린 홍화(紅花)를 소주에 담그어 마신다.

① 식사로 예방한다

양모(養毛)효과가 있는 영양소와 식품

탈모의 원인도 개별적으로 보면 여러 가지이지만 대부분 모발을 만드는 모모세포(毛母細胞)에 혈액이 충분히 닿지 않아 모발의 성장이 정지되어 버리는 것에 의해 일어난다. 지압도, 마사지나 뜸질도 모두 이 혈행 불량을 일으키고 있는 요인을 제거하기 위해서 하는 것이다.

그러나 한편으로 이들 혈행 촉진법과 병행하여 영양면에서 탈모를 방지하는 식생활의 연구도 필요하다. 여기에서는 탈모 방지에 효과가 있는 영양소, 식품에 대해 정리해 보았다.

비타민 B_2, B_6

조직 중에 산소를 공급하는 작용을 하는 것이 비타민 B_2인데 이것이 결핍되면 모모세포의 활동이 정지되어 버려 모발이 빠진다.

마찬가지로 비타민 B_6도 불가결하다. 이것은 모모세포가 함유 아미노산에서 모발을 만들 때 큰 역할을 하는 비타민으로 역시 부족하면 지루성(脂漏性) 피부염이라고 해서 피부가 문드러지기도 하고 탈모가 된다.

B_2, B_6가 많이 함유되어 있는 식품은 소나무잎, 시금치 등의 푸른 잎, 그리고 콩이나 간 등.

그런데 '미역이나 다시마 등의 해초류가 모발에 좋다.'라는 설이 있지만 이것은 근거가 없는 이야기라고 해도 좋을 것이다. 전신의 건강에는 좋다고 할 수 있지만 모발과 직접적인 관계는 없다.

비타민 A

세계적으로 대머리가 적은 민족으로서 알려져 있는 에스키모는 옛날부터 날고기를 주식으로 먹어 왔다. 이 날고기에는 비타민A가 풍부하게 함유되어 있다. 에스키모인에게 대머리가 적다는 것은 스트레스가 적은 사회라는 이유도 있겠지만 이 비타민A가 모발 발육에 플러스가 된다는 것도 확실하다.

구체적인 식품으로서는 간, 장어, 난황 등. 또 녹황색 채소에도 비타민 A가 풍부하게 함유되어 있다.

동물성 단백질

모발은 함유(含硫) 아미노산이라는 유황분을 포함한 단백질로 이루어져 있다.

따라서 이것이 풍부하게 포함되어 있는 식품을 많이 섭취하는 것이 좋을 것이다. 모발을 만드는 작용을 공장에 비유한다면 동물성 단백질은 소재·재료에 해당하는 것이다.

구체적으로는 우유, 난황, 콜레스테롤이 걱정이 되는 사람은 어류가 좋을 것이다. 식물성의 두부나 콩에도 함유 아미노산은 포함되어 있지만 동물성의 것에 비하면 함유량은 다소 적다.

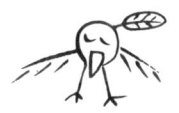

동물성 단백질과 비타민 A, B_2, B_6가 중요. 우유, 난황, 간, 야채류를 권한다.

② 식사로 예방한다

탈모 세대가 꼭 섭취하기 바라는 일품 요리

앞 항에서는 탈모 방지에 효과가 있는 영양소와 식품에 대해 언급했다.

여기에서는 그들 소재를 어떻게 잘 식생활에 받아들이느냐 하는 것을 구체적으로 메뉴를 예로 들어 소개하겠다.

하루에 한 가지씩이라도 섭취할 수 있다면 마음 든든한 이야기가 아닐까. 단, 소개할 수 있는 것은 극히 일부이다. 계속해서 바리에이션을 생각하기 바란다.

또 일품 요리뿐 만이 아니고 전체의 영양 밸런스에 마음을 쓰는 것도 잊지 말도록.

가다랭이와 차조기의 밥

가다랭이의 단백질에 차조기의 비타민을 플러스시킨 밥이다. 횟거리용 가다랭이를 참깨·간장 속에 담그어 둔다. 푸른 참조개는 잘라 물에 담가 떫은 맛을 뺀다. 뜨거운 밥에 물기를 뺀 참조개를 넣고 가다랭이와 국물을 섞는다.

납두국(納豆汁)

비타민 B_2, B_6가 풍부한 납두를 작게 잘라 된장국에 넣는다.

얇게 저민 쇠고기를 끓는 물에 살짝 데쳐 양념장에 찍어 먹는 요리

동물성 단백질과 야채의 비타민을 조합. 고기는 물론 쑥갓, 당근 등을 듬뿍 준비한다. 조미 국물로는 참깨국, 된장국 등.

소간 마리네

소금, 깨, 식초, 샐러드 위에 얇게 썬 양파, 당근, 레몬을 가하여 소금물로 피를 뺀 간을 넣는다. 비타민 A, B_2, B_6가 풍부한 일품 요리이다.

쑥갓 깨무침

데친 쑥갓에 간장, 다시마 국물로 맛을 내고 깨와 설탕, 간장, 다시마 국물을 섞어 쑥갓에 뿌린다. 비타민 B_2, B_6가 풍부하다.

중국풍 시금치 스프

녹황색 채소와 두부의 비타민을 살린 메뉴이다. 1cm 길이로 자른 시금치, 마른 표고 버섯, 두부를 넣어 스프를 만든다.

샐러드

날것으로 자른 당근, 셀러리, 피망에 알팔파를 섞어 그릇에 담고 사각으로 자른 두부를 담는다.

가다랭이로 만든 드레싱을 뿌린다. 비타민, 단백질이 풍부하다.

카테이지 치즈와 뱅어포 무침

뱅어포는 뜨거운 물을 부은 뒤 식혀 카테이지 치즈와 섞어 소금, 간장, 참깨, 기름을 뿌린다. 단백질, 칼슘 섭취에 가장 적합하다.

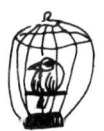

동물성 단백질이 듬뿍 들어 있는 고기, 생선과 비타민류가 풍부한 야채를 잘 조리한다.

탈모세대가 섭취해야 할 일품요리(분량은 1인분)

납두국
재료 : 납두 1/4, 무우잎 약간, 다시마 국물
　　　1컵, 된장 15g

잘게 잘라 된장국에 넣는다.
마지막에 무우잎을

가다랭이와 차조기탕
재료 : 가다랭이 100g, 참깨(흰 것) 작은 수저
　　　1, 간장 큰 수저 1$\frac{1}{2}$ 미림 작은 수저 1,
　　　푸른 차조기의 잎 2장.

1컵의 밥에 가다랭이 국물은 간장 작은 수저 4,
미림 작은 수저 1개 정도가 적당

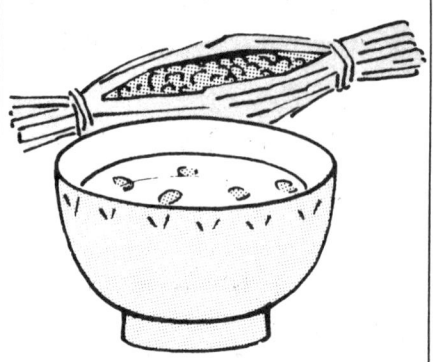

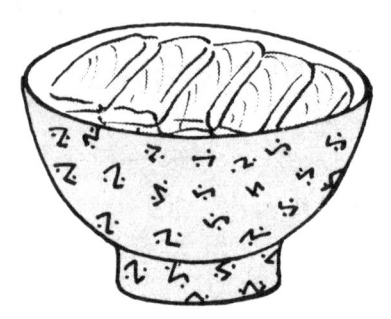

소간의 마리네
재료 : 소간 100g, 양파 작은 것 2개, 당근 1개,
　　　로리에 1장, 파셀리 약간, 레몬 1/2개,
　　　드레싱(소금 작은 수저 1, 후추 약간,
　　　식초 큰 수저 4, 샐러드 기름 큰 수저 4)

양파, 당근, 레몬은 얇게 썰어서.
간은 소금물에 씻어 피를 뺀다.

데쳐 양념장에 찍어먹는 요리
재료 : 데쳐 먹는용 소고기 200g, 표고버섯 2개,
　　　'쑥갓 1/2포기, 당근, 백채 등을 갖추어
　　　야채를 듬뿍 준비한다.

고기는 2~3회 더운 물 속에서 데쳐 먹는다.
야채는 부드러워진 다음 양념장이나 깨양념, 국물
을 준비하여 고기·야채를 찍어 먹는다.

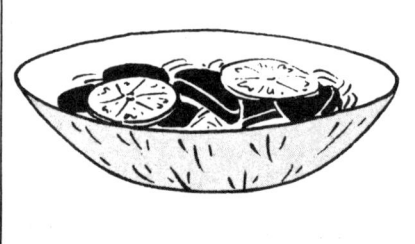

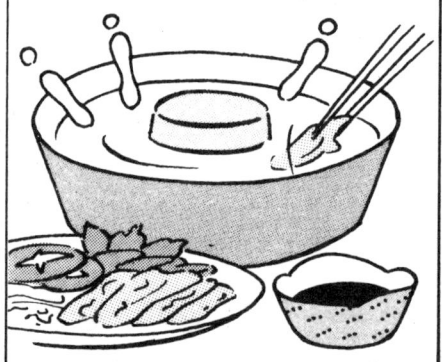

탈모세대가 섭취해야 할 일품요리

중국풍의 시금치 스프

재료 : 스프 1개, 더운물 2컵, 시금치 1/2 포기, 마른 표고버섯 1개, 두부 반모, 죽순 30 g, 소금, 술, 화학조미료 각 조금씩, 녹말가루 작은 수저 1(물 작은 수저 2).

스프는 스프 그 자체를 이용하여 만든다. 시금치는 1㎝ 길이로 자르고 마른 표고버섯은 잘게 썰며, 죽순은 사각으로 썬다. 두부도 사각으로.

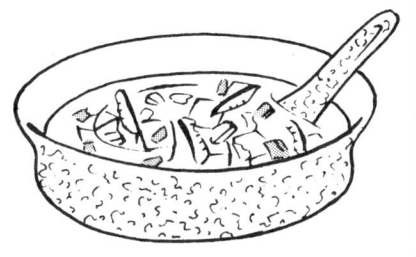

쑥갓 뱅어포 무침

재료 : 쑥갓 50g , 간장 작은 수저 1/2, 다시마 국물 큰 수저 2, 참깨(흰 것) 작은 수저 2$\frac{1}{2}$, 설탕 작은 수저 2, 간장 큰 수저 1, 다시마 국물 큰 수저 1

간장 작은 수저 1/2, 다시마 국물 큰 수저 2로 밑맛을 낸다.

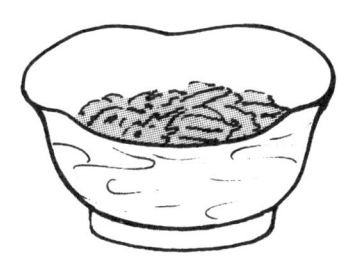

카테이지 치즈와 뱅어포 무침

재료 : 카테이지 치즈 50g, 뱅어포 10g, 소금 약간, 간장 작은 수저 2, 참기름 작은 수저 2.

뱅어포 10g은 더운물을 부어 식힌다. 카테이지 치즈에 섞어 소금, 간장, 참기름을 붓는다.

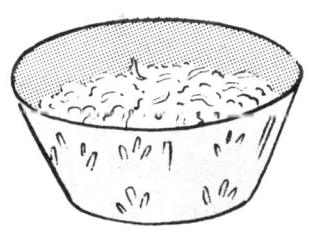

중국 사라다

재료 : 당근1/2개, 피망 1개, 샐러리 1/2개, 두부 반모, 화학 조미료 조금씩

당근, 샐러리, 피망은 가늘게 썰고 두부는 사각지게 자른다.
조미료를 적당히 뿌린다.

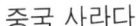

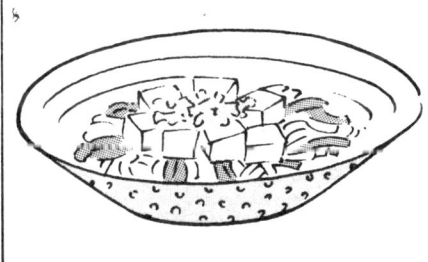

탈모를 방지하고 오래도록 젊은 모발을
간직하기 위한
이론편

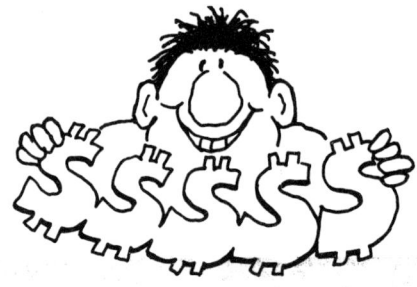

① 당신의 머리는 왜 빠지기 시작했는가

가장 많은 남성형
탈모증이란

탈모를 예방하기 위해 우선 익혀두어야 할 것

'당신 요즘 머리 숱이 많이 줄었군요.'

이런 말을 듣고 흠칫하지 않는 사람은 없을 것이다. 탈모는 경험한 사람이 아니면 모르는 큰 고민 중 하나이다.

특히 모발을 감을 때 등에 대량으로 빠진 머리를 발견하면 불안한 기분이 들고 머리를 만지는 것조차 두려워하게 되어 버린다. 그러나 그렇다고 해서 그 불안을 누군가에게 털어 놓을 수도 없어 다른 사람 모르게 마음 속으로 비밀로 한 채 우울한 매일을 보내는 상태가 되는 경향이 있다. 탈모의 특효약이 있으면 곧 손에 넣고 싶어지는데, 암과 마찬가지로 결정적인 약은 아직 없다. 그러나 항암제로 암을 정복하는 경우가 많듯이 좋은 발모제를 사용하면 대머리를 극복할 수도 있다.

'그런 만큼 여러 가지 요법이 옛날부터 시험되어 온 것인데 그런 요법을 행할 때 꼭 알아두어야 하는 것이 모발에 관한 지식이다.'

이 말은 탈모의 원인을 조사해 보면 모발의 지식이 부족하기 때문에 증상을 악화시키는 예가 매우 많기 때문이다. 약의 남용, 헤어드라이어, 담배 등으로 자신도 모르는 중에 모발을 학대하고 있는 예는 열거할 수도 없다. '무지는 악이다'라는 법률의 세계에서 쓰는 말이 있지만 탈모에 대해서도 그야말로 이 말이 맞는 것이다.

탈모증이라고 해도 타입은 여러 가지

그럼 모발에 관한 지식을 보겠는데, 그것은 앞으로 설명해 가기로 하고 우선 탈모증이란 어떤 증상인가에 대해 설명하기로 하자.

탈모증에는 크게 나누어 2가지 종류가 있다. 태어나면서부터 이미 머리가 없는 선천성 탈모증과 연령이 지나는 단계에서 머리카락이 빠져나가는 후천성 탈모증이다. 게다가 이 선천성, 후천성 중에도 여러 가지 타입이 있다. 특히 앞으로 서술할 남성 탈모증은 후천성 탈모증의 대표적인 타입으로 후천성의 것에는 그 외에 원형 탈모증, 휴지기 탈모증(분만 후 탈모증), 외상성 탈모증 등이 있다.

그럼 남성형 탈모증이란 어떤 타입의 병일까.

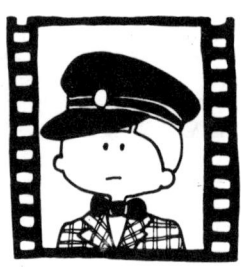

우리나라 사람의 전객생 연령 비교

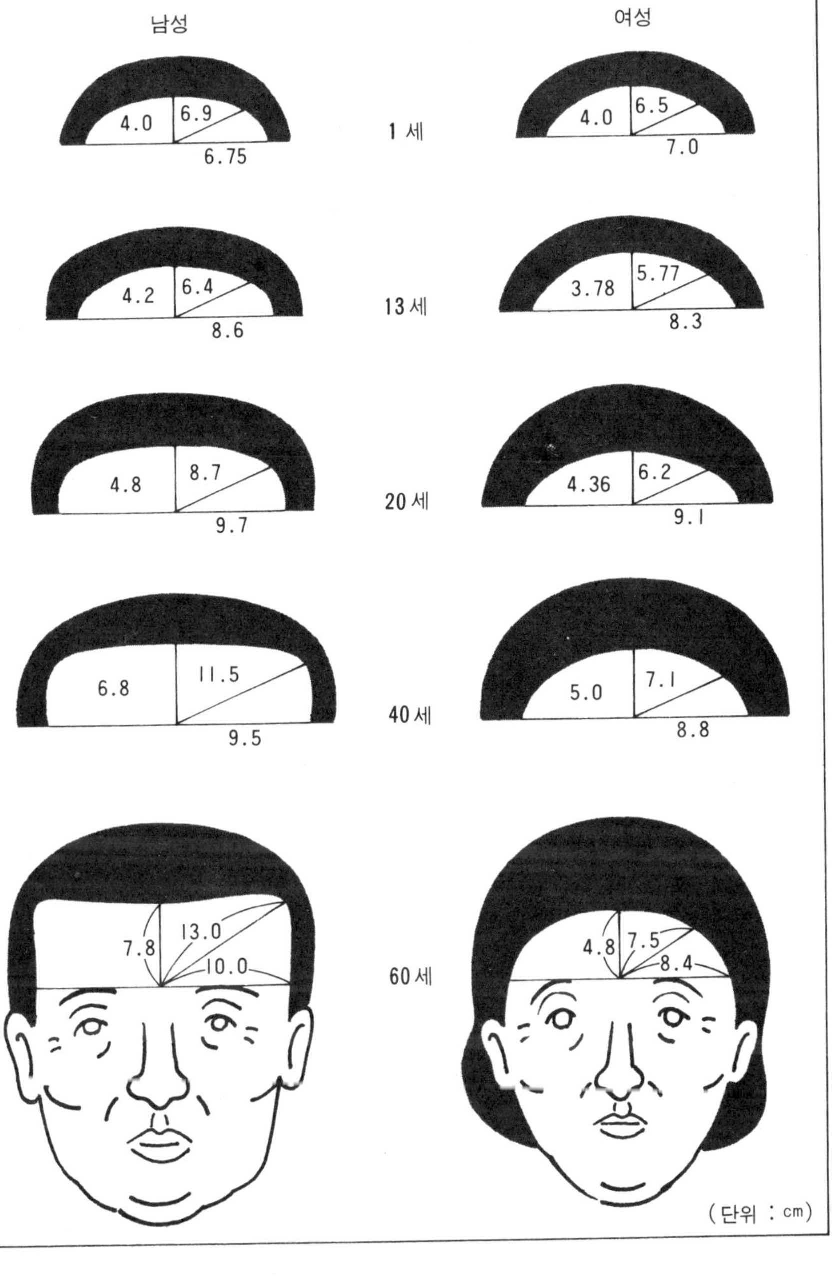

남성 / 여성

1세 · 13세 · 20세 · 40세 · 60세

(단위 : cm)

남성형 탈모증은 장년성(壯年性) 또는 약년성(若年性) 탈모증이라고도 불리우며 자연스럽게 모발이 적어져 가는 증상이다. 다음 페이지의 그림은 한국인의 표준적인 이마의 퇴각(退却) 상황을 조사한 것인데, 이 정도까지는 탈모증에서 제외시키고 이 이상 탈모된 상태를 남성형 탈모증이라고 부르고 있는 것이다.

이 타입은 가장 많이 볼 수 있는 것으로, 탈모로 고민하고 있는 사람 대부분이 여기에 속한다.

보통 인간의 모발수는 10만 개 정도라고 일컬어지고 있는데, 그 중 빠지는 수는 하루에 50~80개가 보통이다. 빠진 뒤 새로이 나지 않는 케이스가 있다. 이것이 남성형 탈모증이라고 불리우는 것으로 일반적으로 25세를 지나면 나타나는 것이 특징이다. 단, 최근에는 20세 전후의 남성에게도 확대되어 남성형 탈모증의 저령화가 눈에 띤다.

탈모증은 선진국일수록 많다

그런데 이런 남성형 탈모증도 그 과정에는 몇 가지인가의 타입으로 나뉘어져 있다. 다음 페이지의 그림에서 볼 수 있듯이 '총퇴각형'과 '혼합형', '월대형' 등 각각 탈모의 과정에 따라 명칭이 다르다.

또 인종에 따라 나타나는 상태도 다르다. 표는 백인과 흑인 및 한국

남성형 탈모의 인종차

	D씨(1970)		Y씨(1979)
	백 인	흑 인	황 인
사춘기 이전의 헤어 패턴을 지속 하는 것.	5.9%	26.2%	28.9%
넓은 이마에서 중간 단계의 과정 중 대머리	81.2%	68.9%	67.0%
완성된 대머리	12.6%	4.0%	3.0%

인 20세 이상의 남성을 조사한 데이터인데, 이것을 보면 우리나라 사람인 경우 전혀 탈모되어 있지 않은 사람은 28.9%로 되어 있다. 바꾸어 말하자면 70% 이상은 남성형 탈모증인 것이다. 즉 10명에 7명이 탈모로 고민하고 있다는 뜻인데, 그에 비해 백인 중 전혀 탈모되어 있지 않은 사람은 겨우 5.9%, 즉 백인은 10명 중 9명 이상이 탈모되어 있다는 계산이 된다. 그리고 그 탈모의 상태를 보아도 모발이 거의 빠져 있는 사람은 우리나라의 경우 3%에 지나지 않는다. 그에 비해 백인은 12.6%로 4배 정도의 높은 비율이다. 그 이유는 아직 확실히 알려져 있지는 않지만 통계로 보면 우리나라 쪽이 탈모의 율이 낮은 것이다.

그런데 속칭 남성형 탈모증은 선진국에 많다고 일컬어지고 있다. 실제로 문화인류학자의 레포트에 의하면, 원시민족에게 탈모증은 볼 수 없다 라는 보고도 있고 개발도상국에서도 그 수가 상당히 적은 것 같다.

이런 사실에 대해 한 가지 말하고 싶은 것은 탈모증이 문명의 발달과 그 어떤 관계가 있지 않을까 라는 것이다.

나중에 상세하게 서술하겠지만 적어도 원형 탈모증은 스트레스, 즉 현대병과 큰 관계를 가지고 있다. 또 남성형 탈모증에 대해서도 혈행을 저해하는데다가 스트레스가 악영향을 미치는 것만은 알아두자.

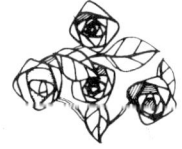

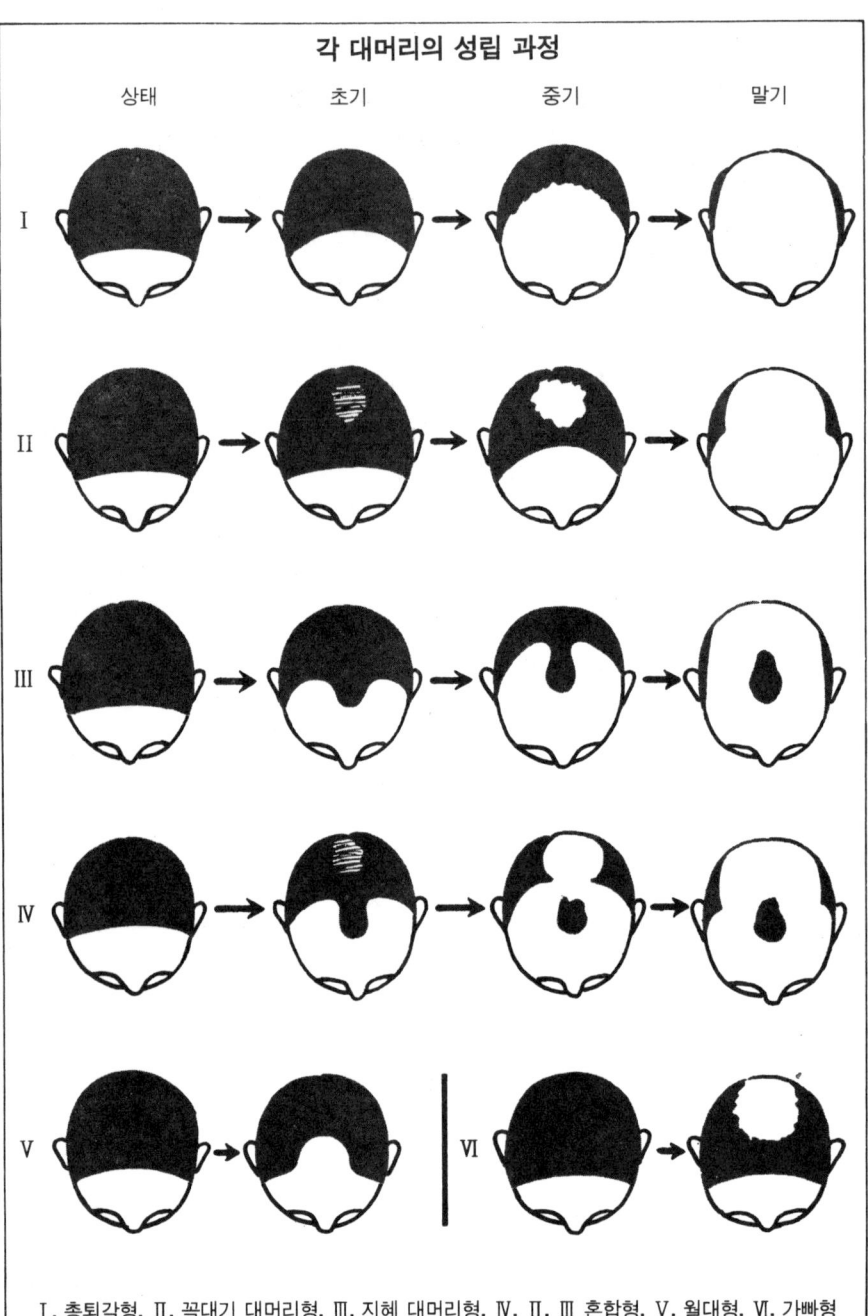

각 대머리의 성립 과정

Ⅰ. 총퇴각형, Ⅱ. 꼭대기 대머리형, Ⅲ. 지혜 대머리형, Ⅳ. Ⅱ, Ⅲ 혼합형, Ⅴ. 월대형, Ⅵ. 가빠형

② 당신의 머리는 왜 빠지기 시작했는가

유전과 혈행 장해가
2대 원인

탈모증은 '우성 유전'으로 자자손손에게 전해진다

그럼 어째서 남성형 탈모증이 나타나는 것일까. 결론부터 말하자면 메카니즘은 아직 확실히 알려져 있지 않다. 탈모를 철저하게 연구하기 위해서는 피부과학을 비롯하여 영양학, 내분비학이라는 광범위한 분야에 걸친 연구가 필요하여 간단하지 않다. 게다가 병이라고는 해도 특별히 남성형 탈모증이 생명에 위험을 미치는 것은 아니므로 이제까지 충분한 연구가 되어지지 않았던 것도 사실이다.

또 그 원인에 대해서는 확실한 것이 있다. 그 한 가지가 유전. 남성형 탈모증은 일종의 유전이라는 형식을 취해 어버이로부터 자식으로 전해진다.

여기에서 한 가지 말해 두고 싶은 것은 탈모증 그 자체가 유전되는 것이 아니고 탈모증이 되는 체질이 유전되는 것이다 라는 사실이나. 아버지가 남성형 탈모증이면 자식들은 아버지가 증상이 나타났던 연령이 되면 같은 증상이 나타나기 쉬우므로 태어나면서부터 탈모증이 나타날 운명을 지고 있는 것이다 라고 말할 수는 없는 것이다.

탈모증이 되는 체질이란 모근 피지선의 기름이 과다분비되어 피지선이 팽창하게 되면 모공이 위축되고 모세혈관을 압박하여 혈류유통을 방해하여 모근에 영양분이 제대로 공급되지 못하게 하고, 과잉분비된 기름으로 인해 유해세균이 서식하기 쉬운 환경을 조성하여 두피의 염증과 가려움증, 비듬이 생기기 쉬운 체질과 두피의 성장은 멈추었는데 두개골은 계속 성장하여 두피와 두개골이 딱 붙어 혈류유통이 잘 되지 않는 체질을 말한다.

그 이름이 나타내듯이 남성에게 불리

그럼 구체적으로 어떤 유전 형식으로 전해지는지 그림 및 표를 참조하면서 설명하겠다.

알고 있는 바와 같이 유전자는 2개가 쌍으로 되어 있고 한쪽은 아버지, 다른쪽은 어머니로부터 전해진다. 탈모증이 되는 유전자를 아버지와 어머니 쌍방에서 이어받은 경우는 거의 확실하게 증상이 나타나게 된다.

다음에 탈모증의 유전자와 반탈모증의 유전자가 조합된 경우에는 이것도 역시 나타난다. 즉, 증상이 안 나타나는 것은 반탈모증의 유전자가 두 개 갖추어졌을 때로 한정되는 것이다.

앞 항에서 서술한 10명 중에 7명이 탈모가 된다는 데이터도 이것으로 충분히 납득할 수 있을 것이다.

이상에 서술한 것은 어디까지나 남성의 케이스다. 여성은 탈모증의 유전자와 반탈모증의 유전자가 쌍이 되어 있어도 증상은 나타나지 않는다.

> **탈모증이 되는 유전자를 아버지와 어머니 쌍방에서 이어받은 경우는 거의 확실하게 증상이 나타난다.**

대머리 유전도의 예

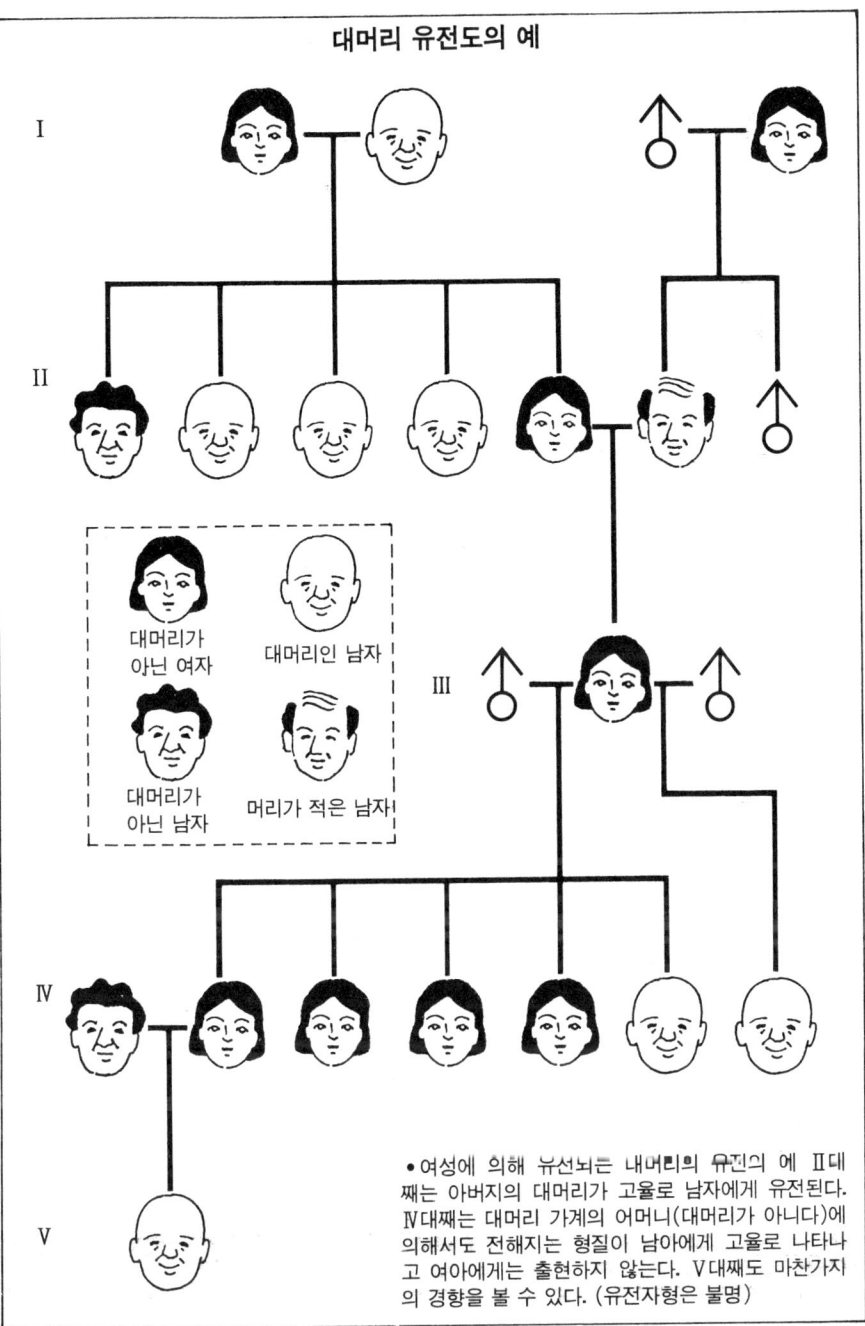

대머리가 아닌 여자

대머리인 남자

대머리가 아닌 남자

머리가 적은 남자

I
II
III
IV
V

• 여성에 의해 뉴선뇌는 내머리의 유전의 예 II대째는 아버지의 대머리가 고율로 남자에게 유전된다. IV대째는 대머리 가계의 어머니(대머리가 아니다)에 의해서도 전해지는 형질이 남아에게 고율로 나타나고 여아에게는 출현하지 않는다. V대째도 마찬가지의 경향을 볼 수 있다. (유전자형은 불명)

남성의 유전

조합(부부)		조사수	자식	대머리		비대머리	
				전망수	실제수	전망수	실제수
BB	Bb	2조	3인	3인	3인	0인	0인
BB	bb	5	13	13	12 1(?)	0	0
Bb	Bb	4	16	12	10 2(?)	4	4
Bb	bb	49	108	54	64	54	44
bb	bb	24	43	0	0	43	43

여성의 유전

조합(부부)		조사수	딸	대머리		비대머리	
				전망수	실제수	전망수	실제수
BB	Bb	2조	5인	2.5인	2 1(?)인	2.5인	2인
BB	bb	5	8	0	1 1(?)	8	6
Bb	Bb	4	9	2.25	2	6.75	7
Bb	bb	49	59	0	0	59	59
bb	bb	24	54	0	0	54	54

B : 대머리의 유전자   b : 반(反) 대머리의 유전자

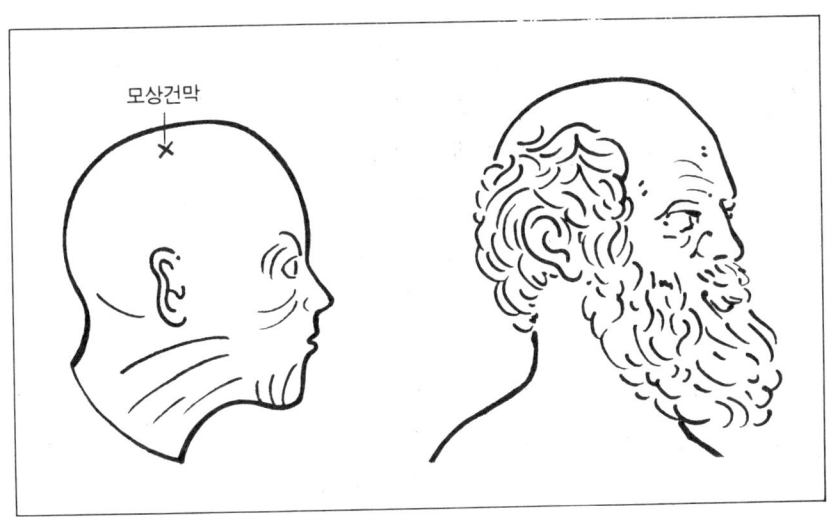

머리가 큰 사람일수록 탈모증이 많다

비교적 이름이 알려져 있는 인물 중에 탈모증인 사람을 몇 사람 들자면 의성 히포크라테스가 떠오른다.

그리고 그들에게는 한 가지 공통적인 것이 있다. 그것은 머리가 큰 타입이라는 것.

그럼 머리의 크기와 남성형 탈모증과의 사이에는 그 어떤 관계가 있는 것일까.

그것이 실은 관계가 있는 것일까.

탈모증의 원인에는 전술한 바와 같이 유전이 크게 관여하고 있는데, 또 한 가지 혈행 장해도 큰 원인이 되고 있다. 혈행 장해라는 것은 머리 피부가 당기는 것에 의해 혈관이 압박되고 그 결과 혈액의 순환이 나빠지는 증상으로 이것이 모발의 성장을 저해해 버리는 것이다.

그림을 보기 바란다. 한쪽 초상화는 히포크라테스의 노년기의 봉보이고, 전형적인 노인의 탈모증을 나타내고 있는 것이다.

측두부에 모발이 남아 있으나 전두부에서 후두부에 걸쳐 완전히 빠져 버린다. 그리고 또 한쪽 해부도. 이것은 인간의 머리 피부를 해부한 것인데 양쪽 그림을 맞추어 보면 탈모된 부분과 해부도의 ×표시 부분이 딱 겹쳐지는 것을 알 수 있다. 이 ×표시 부분은 모상건막(帽狀腱膜)이라고 불리고 탈모의 원인은 실은 이 모상건막이 크게 관계하고 있다.

탈모증은 두개골의 발달과도 무관하지는 않다

모상건막의 역할은 머리를 보호하는데에 있다. 그러나 보호하고 있는 것과 동시에 혈행을 차단하기도 하는 것이다.

모상건막은 전두부와 측두부의 근육에 연결되어 있고 이들 근육을 횡단하는 모양으로 동맥이 통과하고 있다. 그 때문에 모상건막과 근육이 긴장하면 동맥이 압박받아 정지되어 버린다. 그리고 혈행이 나빠지면 필연적으로 모발에 영양이 닿지 않게 되어 탈모가 시작되는 것이다.

그리고 또 한 가지, 두개골은 인류의 진화와 함께 점차 크기가 증가해 왔다. 뇌가 발달함에 따라 용기인 두개골도 커진 것이다. 그것을 둘러싸는 모상건막과 근육은 전혀 변화하지 않는다. 그러므로 더더욱 당겨져 긴장 상태를 강요당하고 있는 것이다.

게다가 보통 피부의 발육은 사춘기 끝인 22~23세 무렵에 스톱하는 것에 비해 두개골은 더욱 늦게까지 성장한다는 사실이 있다. 즉 20세가 약간 지날 때까지는 피부(두피)의 성장과 두개골의 성장이 밸런스를

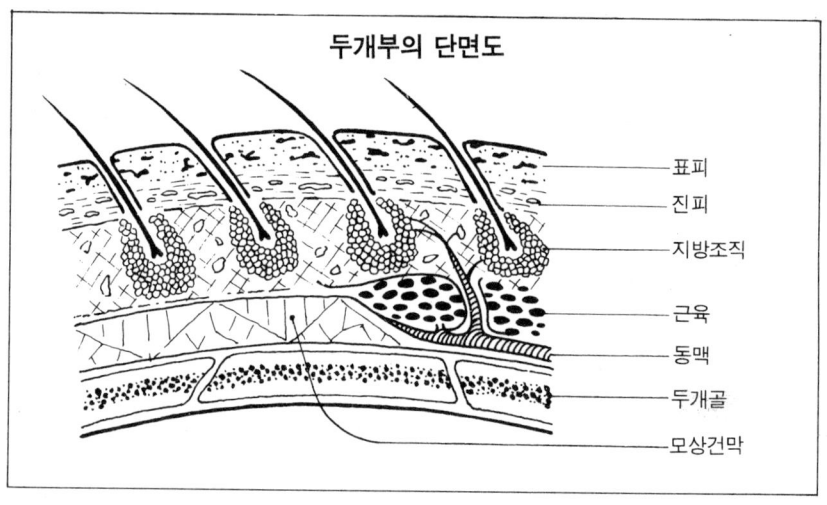

두개부의 단면도

- 표피
- 진피
- 지방조직
- 근육
- 동맥
- 두개골
- 모상건막

유지하고 있지만 그 이후 30세 가까이까지는 두개골만이 커져 버리기 때문에 모상건막은 한층 당겨지는 상태가 되는 것이다.

그림과 같이 모상건막과 피부 사이에는 직접 모근을 키우는 혈관이 통과하고 있다. 따라서 결과적으로 혈관의 수축이 심해져 점점 영양이 닿지 않게 되어 버린다.

이상과 같은 경과가 복잡하게 엉켜 마침내 혈행 장해가 심해지고 탈모가 시작되는 것이다.

물론 이런 혈행 장해는 모든 사람에게 나타나는 것은 아니다.

앞에서 설명했듯이 거기에는 유전의 요소가 크게 관계된다. 아버지의 머리가 크면 자식도 크듯이 두개골의 크기는 유전에 크게 지배받고 있다. 즉 남성형 탈모증의 2대 원인인 유전과 혈행 장해는 그런 의미에서는 표리일체라고 할 수 있을 것이다.

이것은 성호르몬이 크게 관계하고 있기 때문이다.

남성 호르몬에는 모발의 성장을 억제하는 작용이 있고 반대로 여성 호르몬에는 모발의 성장을 촉진하는 작용이 있기 때문이다. 그러므로

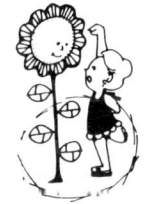

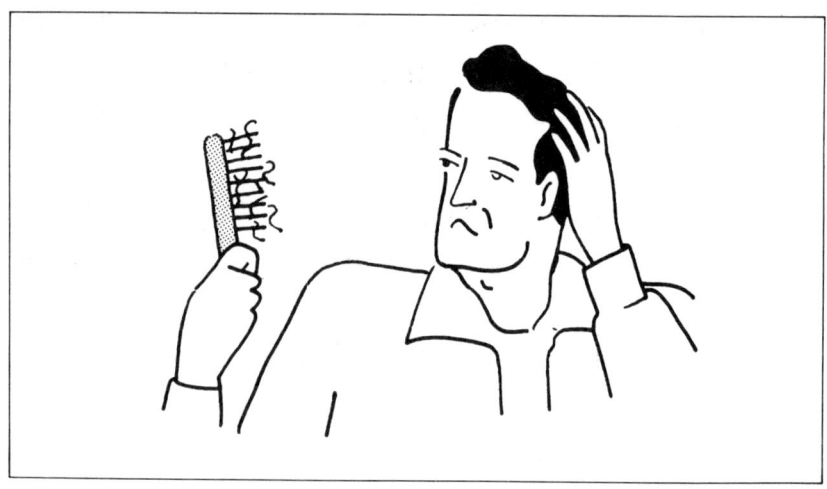

남성쪽이 탈모증이 나타나기 쉽고 여성은 적게 되는 것이다. '남성형 탈모증'이라는 이름이 나타내듯이 탈모증에 대해서는 남성 쪽이 불리한 것 같다.

불안, 스트레스도 탈모를 조장한다

그런데 인간의 목에서부터 그 위는 감정을 나타내는 기관이다. 불안과 놀라움을 표현할 때는 '안면 창백'이라고 하고, 놀랐을 때는 '노발대발'이라고 하는 감정 표현에는 목에서부터 위의 기관이 많이 이용되는데, 이들 말은 몸의 메카니즘을 실로 정확하게 표현하고 있는 것이다.

이 말은 곧 인체를 도는 여러 가지 신경의 중추는 모두 머리에 집중되어 있기 때문이다. 안면이 창백해진 때는 피가 머리 부분에 닿지 않아 혈행 장해의 상태에 빠지고 있다. 피가 잘 돌지 않기 때문에 그대로 창백해지는 것이다. 반대로 안절부절 못하거나 화가 나거나 하면 머리의 혈관은 충혈되면서 확대되고 모근에 붙어 있는 입모근(立毛筋)이 경직되어 버린다. 그 결과 문자 그대로 모발이 '하늘을 찌르는 듯한' 모양이 되는 것인데, 그렇게 되면 모발을 촉진시키는 세포의 움직임은 둔해져 버리는 것이다.

또 자신의 머리를 자주 걱정하면 증상이 빨리 악화된다고 말하는 것을 듣게 된다. 억압적인 감정이 혈관을 좁혀 혈행을 정체시키고 나아가서는 탈모에 박차를 가하는 패턴이다. 그 증거로 타인의 눈을 의식하지 않았더니 증상이 멈추었다 라는 예도 현실적으로 있을 정도이다.

당신의 탈모는 남성형인가, 노화에 의한 것인가

한편 남성의 탈모에는, 가령 나이가 든 뒤에 시작되는 케이스도 볼 수 있다.

이것은 남성형이라기 보다 오히려 노인성 탈모증이라고 불리우는 편이 어울리는 경우이다.

'나이에는 이길 수 없다'라는 말이 있듯이 인간은 누구나 나이를 먹으면 체내의 세포의 활동이 조금씩 둔화된다. 모발의 세포도 예외는 아니다.

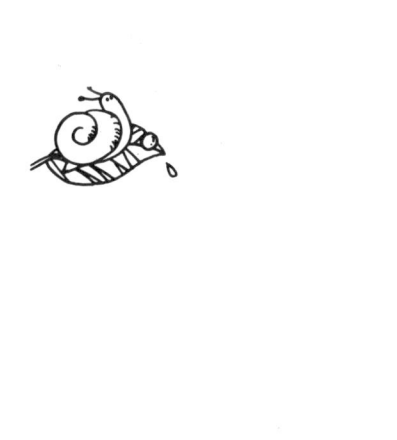

그 노화로 일어나는 탈모가 노인성 탈모이다.

남성형 탈모와 노인성 탈모는 그 증상이 나타나는 상태를 보아도 좀처럼 명확하게 구분할 수 없다. 단, 노인성 탈모는 남성형 탈모와 달리 노인성 색소반(色素斑)—소위 검버섯 주름을 동반하고 있는 것이 보통이다.

또 남성형 탈모가 머리의 기름기가 늘어남에 비해 노인성 탈모는 반대로 피부가 거칠거칠해지는 것이 다르다. 동시에 노인형 탈모인 사람은 머리의 피부를 통해서 피하 동맥과 정맥이 투명하게 보이는 경우도 있다. 탈모가 걱정이 되면 우선 자신의 탈모 타입이 남성형인지 노인형인지 이상을 힌트로 판단해 보면 좋을 것이다.

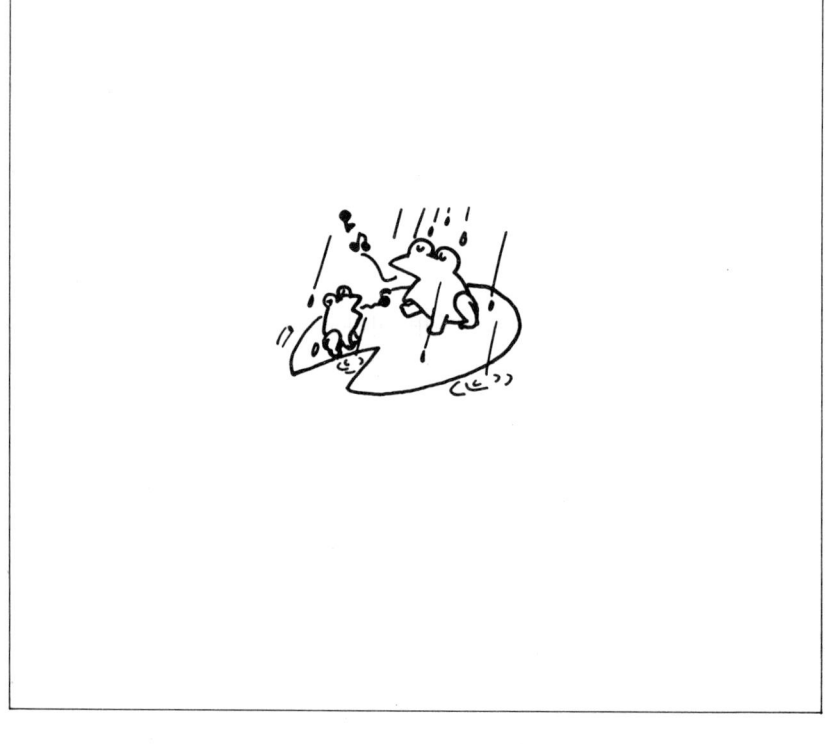

① 모발이 나서 빠질 때까지의 과정

머리카락의 구조

피부가 변화해서 한 개의 머리카락이 된다

탈모를 방지하고 윤이 나는 머리카락을 유지하기 위해서는 모발에 대한 메카니즘에 대해 이해를 높이는 것도 중요하다. 모발이란 무엇인가, 그 신장 조직을 우선 보아가자.

모발은 본래 피부가 변화된 것이다. 인간의 피부는 외계에 접촉되어 있는 피부와 그 안쪽 진피로 크게 나누어진다. 이 표피의 각층이 특별히 분화된 것이 모발이고 케라틴이라는 단백질로 형성되어 있다.

이 모발은 보통 우리들이 브러싱하거나 커트하는, 즉 두피의 위에 나와 있는 부분과 피부에 묻혀 있는 부분 두 가지로 구분할 수 있다. 전자는 모간(毛幹), 후자는 모근(毛根)이라고 각각 불리운다. 이 중 모근은 모피라는 꼬투리와 같은 모양을 한 구조물로 둘러싸인 기름을 분비하는 지선(脂腺)과 입모근(머리를 거꾸로 세우는 근육)의 한 세트로 되어 모혈 속에 들어 있다.

모구(毛球)는 제조공장이고 모모(毛母)는 원재료

모근 부분을 확대시킨 것이 다음의 그림이다. 뿌리에 해당하는 것이 바로 구근(球根)과 같이 볼록해져 있는 것을 알 수 있을 것이다. 이것이 모구(毛球)이고 모발의 맨 근원에 해당한다.

그림의 모구 부분을 자세하게 보기 바란다. 바닥쪽이 약간 오목해져 있고 거기에 계란 모양을 한 모유두(毛乳頭)가 들어있는 것을 알 수 있을 것이다. 모유두는 모구 아래, 즉 진피와 피하 조직이 연결되어 있고 혈관과 신경이 통해 있다. 다름 아닌 이 모유두가 모구의 바닥에서 모포로의 영양 보급을 하고 있는 것이다. 모유두는 말하자면 식물의 뿌리에 상당하는 부분인데, 식물과 같이 자신의 뿌리를 뻗는 것이 아니고 반대로 지하(진피)의 조직이 모근 부분에 들어 있는 것에 의해 영양을 확보시켜 가는 것이다.

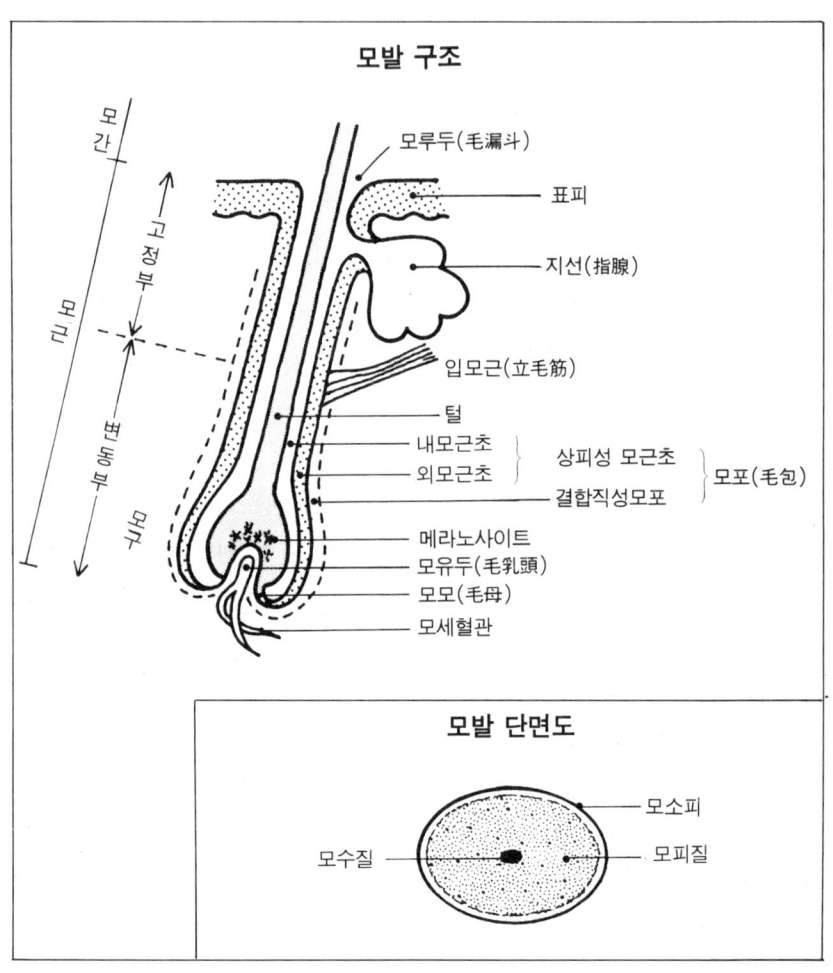

모발 구조

- 모루두(毛漏斗)
- 표피
- 지선(脂腺)
- 입모근(立毛筋)
- 털
- 내모근초
- 외모근초 } 상피성 모근초
- 결합직성모포 } 모포(毛包)
- 메라노사이트
- 모유두(毛乳頭)
- 모모(毛母)
- 모세혈관

모간 · 고정부 · 모근 · 변동부 · 모구

모발 단면도

- 모소피
- 모수질
- 모피질

모구 속을 보면 모유두에 접해 모모세포가 나란히 있다. 이 모모(毛母)가 모발의 모체이다.

모모는 배아(胚芽), 즉 앞에서 자라가기 전의 세포이다. 모유두로부터 영양을 보급하면서 모모는 분열을 반복해 간다. 분열에 의해 생긴 세포는 꼬투리 모양의 모포 속에서 점점 위로 밀어 올라간다. 그 과정에서 세포는 서서히 각화되어 모발이 되고 더욱 위로 올라가는 식으로 성장해 가는 것이다.

말하자면 모구는 머리카락의 제조공장이다. 모모는 원재료이고 모유두는 그 제조 재료와 에네르기가 운반되어가는 터미널이라고 생각하면 좋을 것이다.

모발은 김밥 모양의 3층 구조를 이루고 있다

세포가 각화되어 두피 위에 뻗은 모간(毛幹)은 모발 대부분을 차지하고 있다.

그림과 같이 모간은 3층 구조로 되어 있는 김밥 같은 구조를 하고 있다. 3층은 안쪽에서부터 순서대로 각각 모수질(毛髓質), 모피질(毛皮質), 모소피(毛小皮)라고 불리우고 있다.

이 중 가장 바깥쪽에 있는 모소피는 비늘이 겹쳐진 모양을 하고 있다. 모발을 손가락으로 집어 비벼보면 손가락 끝 방향으로는 스무스하게 미끄러지지만 모발 끝에서 모근으로 향하면 다소 저항이 느껴진다. 이것은 모소피의 비늘이 모근에서 모발 끝으로 향해 겹쳐져 있기 때문이다.

그런데 방금 전에 설명했듯이 모포의 맨 안쪽에도 비늘상의 층이 있다.

비늘의 방향은 모소피의 비늘과 맞물려 미끄러짐을 방지하도록 되어 있기 때문에 모발은 살짝 빠지지는 않는 것이다.

② 모발이 나서 빠질 때까지의 과정

발모의 조직

발모의 성장 프로세스는 3단계로 나뉜다

전항에서 서술했듯이 모발은 모모(毛母)에서 분열된 세포가 모포(毛胞) 안에서 각화되는 것에 의해 탄생하고 위로 향해 밀고 올라가면서 성장한다. 그렇다고는 해도 모발은 영구히 성장을 계속하는 것은 아니다. 모발에도 또 성장의 단계가 있고 그리고 수명이 있는 것이다.

모발 뿐만이 아니고 체모(體毛)의 성장과정은 크게 세 가지의 프로세스로 나눌 수 있다.

이 과정을 모주기(毛周期) 또는 헤어사이클이라고 부른다. 대부분의 포유류나 새 등은 계절적으로 모주기가 돌기 때문에 털갈이 시기가 매우 확실하다. 이 '털갈이'는 일조시간의 장단이 시계(視界)를 자극하여 체내 시계(時計)가 반응하기 때문에 일어나는 것이라고 생각하고 있다.

한편 인간의 모주기에 대해서는 무엇이 조절 기능이 되고 있는가 아직도 불분명하다. 단, 각각의 모포가 독립되어 아트랜덤으로 모주기를 이루고 있다는 것만은 분명하다.

모주기의 3가지 스탭은 다음 순서로 진행된다.

① 성장기(成長期)

모포가 활발하게 활동하고 있는 시기이다.

모모의 세포 분열도 매우 왕성하여 털이 쑥쑥 계속해서 뻗어간다. 모발의 경우 이 성장기는 2~6년 정도 계속 되는 것이 아닐까 라고 생각된다.

② **퇴축기**(退縮期)

성장기가 지나면 모포에서 실시되는 모발의 생산이 갑자기 스톱된다. 이것이 퇴축기로 약 2주 정도 계속된다고 일컬어진다.

③ **휴지기**(休止期)

모포의 활동이 완전히 멈추고 성장도 성장기의 $\frac{1}{2}$에서 $\frac{1}{3}$ 정도까지 짧아진다. 하단부의 모발은 위축되어 거칠거칠해진다. 이 상태의 모발은 곤봉같은 모양을 하고 있다는 것 때문에 곤모(棍毛)라고 불리우고 있다. 휴지기는 모발의 성장 최종 단계에 해당하는 것인데, 모발에 대해 말하자면 완전한 휴지기가 되기 전에 그 아래쪽에서는 새로운 모발이 성장기에 들어간다. 그리고 이 신생모가 두피에 달할 때 곤모가 빠져나가는 것이다. 휴지기는 대개 3~4개월이라고 생각된다.

이상이 한 개의 모발의 일생이다. 모발에 한해 말하자면 대부분의 경우 굵은 모발, 중간 굵기의 모발, 가는 모발 3개가 한 개의 모공에 세트

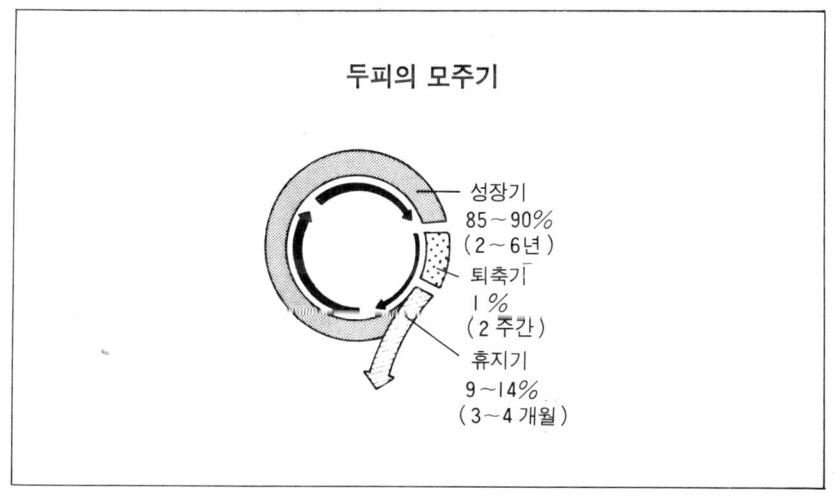

두피의 모주기

성장기
85~90%
(2~6년)

퇴축기
1%
(2주간)

휴지기
9~14%
(3~4개월)

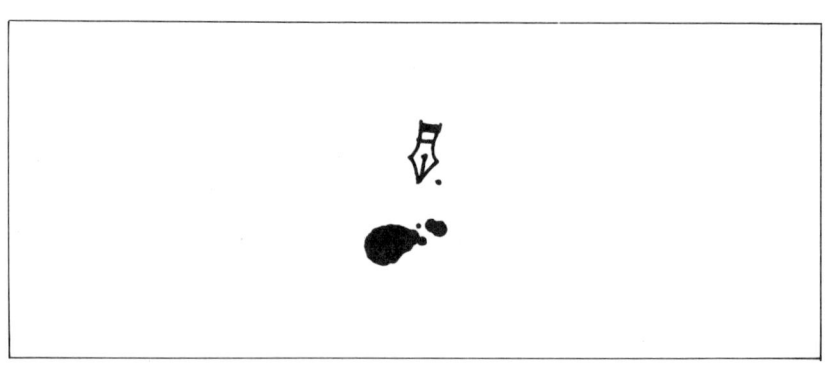

가 되어 자라 있다. 트리오 어렌지먼트라고 불리우는 형으로 모주기가 긴 머리, 짧은 머리가 조합되어 있다고 생각할 수 있다.

10개 중 9개는 성장 과정에 있다

한 개의 모발의 탄생, 성장, 소멸을 알았으므로 이번에는 중요한 모발 쪽에 눈을 주어 보자.

한 개 한 개의 모발은 각각 별개로 모주기를 영위하고 있다. 모근은 그 시기에 의해 모양이 다르므로 잡아당겨 모근을 확대하면 모주기의 어느 단계에 위치하고 있는지를 알 수 있을 것이다. 이와 같이 하여 모발을 시작으로 하는 모발의 주기의 퍼센테이지를 조사하는 것을 트리코그램이라고 한다. 이에 의하면 건강한 때이면 모발 중 85~90%는 성장기, 1%는 중간기, 9~14%는 휴지기의 모발이라는 것을 알 수 있다. 또 3개를 세트로 해서 자라 있는 모발 중 적어도 1개는 성장기에 있다는 것도 확인되어 있다.

모발은 보통 평균적으로 10만 개 정도 있다고 일컬어지고 있다. 이 중에서 한 개 한 개의 모발은 계절에 의해 다소 달라지는 것, 하루에 0.35mm~0.44mm씩 계속 신장하고 있다. 모발 전체에 이 수학을 적용시켜 보면 매일 매일 35~44m의 새로운 모발이 계속해서 만들어지고 있다는 계산이 된다. 모발은 케라틴이라는 단백질로 구성되어 있으므로 단백질의 생산량은 막대한 것이다.

암세포의 증식도 도저히 이것에는 미치지 못한다.

그리고 계속해서 성장하는 동료를 곁눈으로 보면서 생애를 다한 모발이 두피에서 빠져나가는 것이다. 생리적인 탈모는 하루에 50~80개 정도라고 되어 있다.

이상 서술해 온 것은 1개의 모발이 탄생하여 빠질 때까지의 메카니즘이다. 그러나 빠져 버린 모발이 재생하는 조직은 또 다르다.

모발이 재생산될 때에 중요한 작용을 하는 것은 입모근(立毛筋)이 붙어 있는 모륭기(毛隆起)라고 불리우는 부분이 조금 위의 피지선 주변에 있다는 것을 알고 있다. 이 부분이 완전히 파괴되어 버리면 모발은 되돌릴 수가 없다.

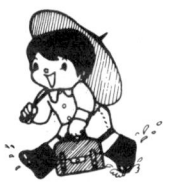

128

병원에서는 이렇게 치료한다

걱정이 되기 시작하면 피부과에 간다

탈모는 병원에서 치료할 수 있을까

탈모로 고민하면서도 치료 효과에 대해서는 의문을 가지고 있는 사람이 아마 많을 것이다. 또 탈모증으로 병원에 가는 것 자체에 부끄러움을 느끼고 민간 요법에 의존하기도 하고, 어떤 치료를 해야 할 지 잘 몰라 불안을 느끼고 있는 사람도 적지 않을 것이다.

그러나 탈모가 걱정이 되면 적극적으로 병원을 이용하는 것도 생각하기 바란다. 바로 이것은 여드름 치료를 하기 위해 의사에게 가는 것과 같은 것이다. 여드름도, 남성형 탈모도 소위 병적 감각으로 받아들이는 경향이 없는 것이다. 병원에 가서 바른 지도를 받으면 증상을 억제하는 것이 가능한 것이다. 방문할 곳은 피부과이다.

이 항에서는 특히 남성형 탈모에 대한 피부과의 치료법을 몇 가지 소개하겠다.

자극제를 발라 혈행을 촉진시킨다

탈모를 방지하는 치료의 기본은 우선 탈모를 가져오는 원인을 제거하는 것이다.

'유전과 혈행이 2대 원인'으로 나타난 것과 같이 남성형 탈모는 유전과 혈행 장해가 크게 관계를 가지고 있다. 이 중 유전은 어쩔 수 없다고 해도 혈행 장해를 없앨 방법은 없는 것일까.

혈행 장해는 모상건막(帽狀腱膜)의 수축이 원인이 되어 일어나므로 가장 간단한 방법은 두개골을 깎아 수축을 편하게 하는 것이다. 그러나 이것은 실행할 수 없다.

그럼 반대로 모상건막을 조금 잘라 긴장을 제거하는 방법은 어떨까.

이 방법은 실제로 성공한 수술 예가 적지 않지만 다소 난폭한 것이므로 누구에게나 권할 수 있는 방법이라고는 할 수 없다.

차선의 방법으로써 생각할 수 있는 것은 혈류(血流)로, 그것을 충분히 활용하는 방법이다. 구체적으로는 다음과 같은 안을 사용하여 혈행을 촉진시켜 모유두(毛乳頭)가 충분한 영양을 받아들일 수 있도록 돕는 것이다.

① 자극을 주는 약

머리에 바르는 것만으로도 충혈을 가져올 듯한 자극이 강한 외용제를 사용한다.

옛날부터 '탈모는 생강을 머리에 바르면 막을 수 있다'라는 유의 민

남성형 탈모의 재래의 치료

1) 모유두의 혈류를 양호하게 한다

　a) 자극 칸타리스정기
　고추정기
　한국인삼엑기스
　마늘엑기스
　셈브리엑기스
　판트테닐에틸에텔
　초산토코페롤

　b) 부교감 신경 자극
　아세틸콜린
　레시틴
　염화칼프로늄

　c) 항남성 호르몬 자극
　에스트라지올

　d) 미녹시딜
　미녹시딜

2) 피지선의 기름분비 조절, 혈액순환촉진
　한방정제 약품
3) 자외선 및 PUVA
　메라노사이트와 케라티노사이드의 협력 작용을 기대
4) 두피의 건성화, 청결

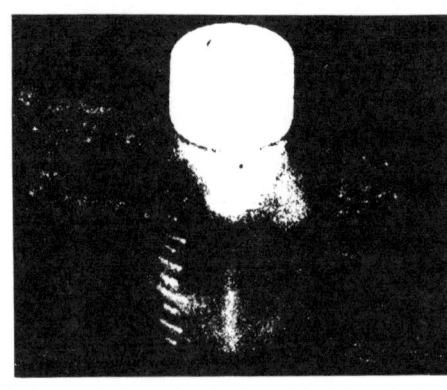

**염화칼프로늄
(외용제)**

간치료법이 실시되고 있었는데 이것도 혈행을 좋게 하는 효과를 노린 것이라고 할 수 있을 것이다.

피부과에서 실시하는 자극에 의한 치료의 원리로써는 이런 민간 요법과 마찬가지로 칸타리스틴키(Cantharis Tinktur)나 고추정기 등을 사용한다.

사용할 때 주의해야 할 것은 사용하는 정기의 농도이다. 이 말은 충혈(充血)을 가져오는 농도 보다도 고농도의 상태로 사용하면 피부가 염증을 일으켜 버리기 때문이다. 그렇다고 해서 너무 저농도로 하면 충혈의 효과를 기대할 수 없다.

실제로는 안전성이 중시되므로 충혈 정도를 다소 낮게 억제하는 것이 보통이다. 그런 만큼 자극을 주는 횟수를 많이 하는 편이 효과면에서 좋다.

② 부교감신경 자극의 치료약

이것도 외용제로 현재에는 주로 염화칼프로늄이 사용되고 있다. 혈관이 정말 확장되는가 어떤가 조사하기 위해서는 손톱 부분을 모세관 현미경으로 보며 약을 떨어뜨려 확인하는 방법이 있다. 염화칼프로늄을 이용하여 시험해 보면 분명히 손톱의 모세혈관이 확장되는 것을 관찰할 수 있다. 같은 효과를 두피에서 발휘시킨다는 것이 부교감신경의 치료법이다.

두발을 검게 하고 머리도 신장시키는 자외선 치료

양모 효과를 높이는 치료법에 자외선을 사용하는 방법도 있다. 자외 선을 내는 기계를 머리에 대는 치료법인데, 어째서 이 방법이 유효한 것인지를 이해하기 위해서는 모발이 가지고 있는 기묘한 성질을 알고 있을 필요가 있다.

모발이 케라틴이라는 단백질로 되어 있다는 것은 '모발의 구조'에서 말했던 것과 같다. 한편 모발을 검게 하고 있는 것이 멜라닌이라는 색 소로 이것도 케라틴과 마찬가지로 모공의 부분에서 만들어지고 있다.

자외선 발생 장치(델마레이)

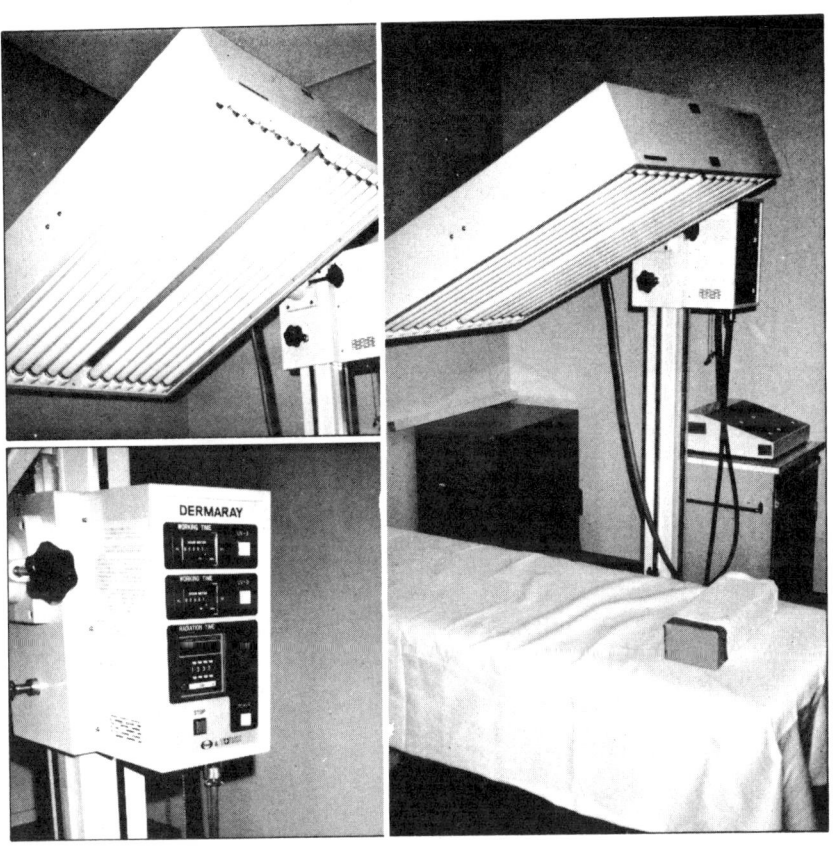

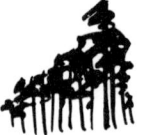

모발은 조금씩 매일 자라고 있는데 뿌리에서 선단(先端)까지 대체로 같은 색을 가지고 있다. 이것은 케라틴을 만드는 스피드와 멜라닌을 만드는 스피드가 잘 맞아 신장하는 만큼 색소를 만들고 있기 때문이다. 공동 작업을 하고 있다는 의미에서 이 관계를 '공생'이라고 부른다.

공생관계에서는 어느쪽이 강하게 작용하면 또 한쪽도 마찬가지로 강하게 작용하기 시작한다. 즉 모발이 자라도록 자극을 주면 머리를 검게 하는 작용도 왕성해지고 반대로 모발을 검게 하면 신장하는 작용도 강해지는 것이다.

모발을 검게 하는데 유효한 방법, 그것이 자외선에 있다.

자외선은 색을 검게 하는 효과가 높은 UV-A와 염증을 일으키는 작용을 가지는 UV-B로 대별된다. UV-A는 파장이 길고 UV-B는 짧은 자외선이다. 파장이 긴 편이 살에 흡수되는 율은 높으나 작용 자체는 약하여 장시간 조사(照射)할 필요가 있다. 그러므로 조사하기 2시간 전에 자외선을 흡수하는 작용이 있는 솔라렌이라는 약을 바른다. 이것이 PUVA라고 불리우는 방법이다. 한편 UV-B쪽은 작용이 매우 강하여 그대로 조사한다.

자외선도 너무 많이 쏘이면 모모를 파괴하는 일이 있으므로 미리 등에 대어 조사의 적량을 정해 두는 것이 보통이다.

차차 개발되는 탈모 치료의 최신약

모발의 성장과 탈모에는 호르몬도 매우 깊은 관계를 가지고 있다. '남성호르몬에는 모발의 성장을 억제하는 작용이 있다'라고 하면 그 남성 호르몬에 대항할 방법은 없을까 라고 생각하는 사람이 당연히 있을 것이다.

그런데 남성 호르몬이라는 것은 그대로 작용하는 것이 아니다. 모구부(毛球部)에 있는 효소가 남성 호르몬을 개조하여 5α 디히드로테스트

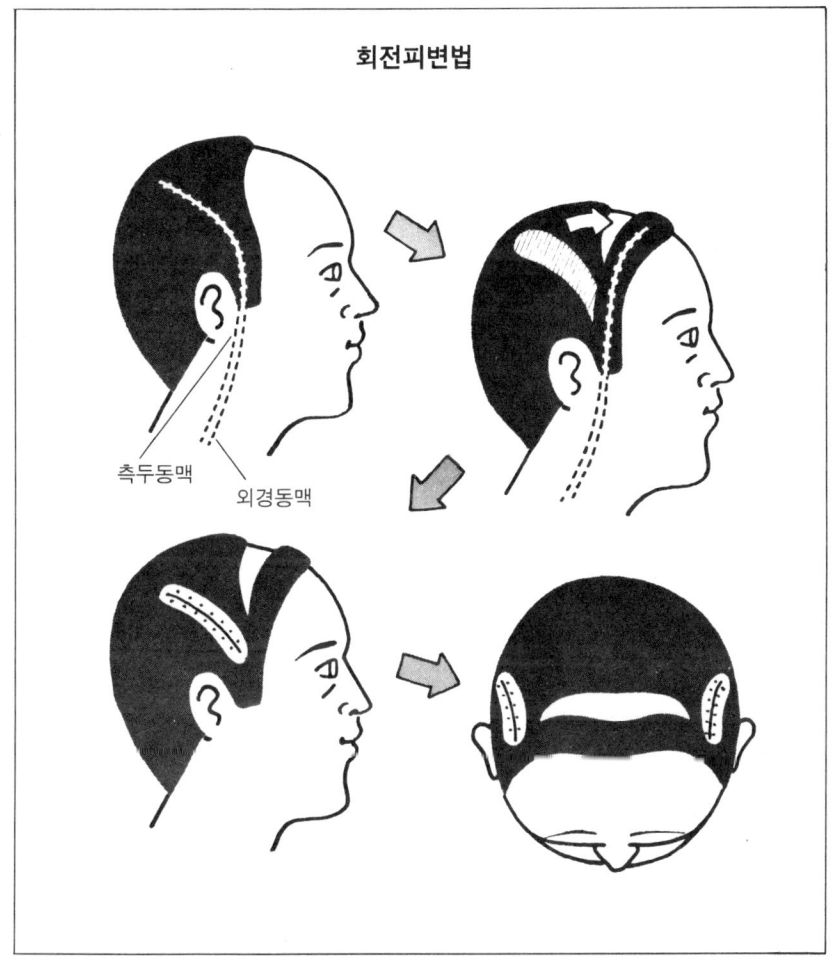

회전피변법

측두동맥
외경동맥

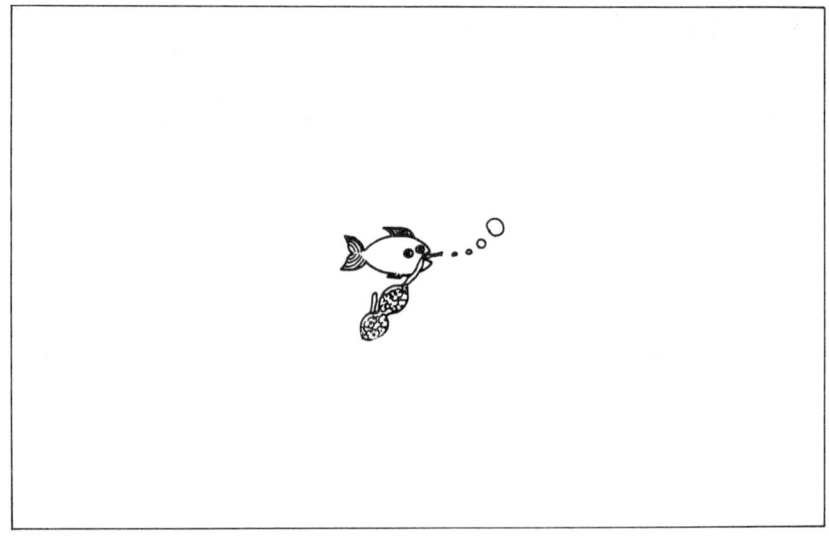

스테론(5α−DHT)으로 바뀌어 5α DHT가 세포에 있는 레세프터라는 단백질과 결합하여 DNA에 작용하고 결과적으로 세포의 작용을 변화시켜 탈모를 일으킨다는 조직이 되어 있는 것이다.

그러므로 만일 5α−DHT가 레세프터 단백질에 붙어버리기 전에 비슷한 화학 구조를 가진 것을 세포에 붙여 줄 수 있으면 탈모의 길 안내를 하는 5α−DHT의 작용을 방지할 수 있다. 그를 위해 개발된 것이 항 남성호르몬제라고 불리우는 약이다.

그렇다고는 해도 이 방법에도 난점이 있다. 같은 항 남성호르몬제라도 모구의 세포 속에 있는 레세프터 단백질과 강하게 결합하는 타입이 바람직한 것이다.

그런데 지금 당장 5α−DHT 이상으로 결합성이 강한 타입이 아직 발견되지 않고 있는 것이다. 현재 세계적으로 연구가 진행되고 있으므로 가까운 장래에는 분명히 합성될 것이다.

또 최근 학회에서는 외용제로써 유망하다고 할 수 있는 것들이 발표되고 있다.

한의학적 방식으로 제조된 식물성 원료를 사용한 것으로 피지선의 기름분비를 조절하고 혈류유통을 좋게 하여 모근의 활성을 좋게 하는 장광101의 효능이 잘 알려져 있으며, 이 외에도 화학적으로 합성한 것으로 미녹실이라는 고혈압증의 약을 외용하면 혈행이 좋아져 원형 탈모증에 효과가 있다는 논문이 아메리카에서 2~3년 전부터 계속해서 발표되고 있고 작용의 메카니즘을 보면 남성형 탈모에도 효과가 있을 것 같다.

최후의 수단으로는 피부 이식과 식모(植毛)

탈모 치료의 최후의 수단은 수술이다. 수술에는 피부 이식과 식모, 2가지 종류가 있다.

피부 이식의 예를 그림으로 나타내 보았다.

이 그림으로 알 수 있듯이 전두부가 탈모되어 있을 때는 모발의 활동이 활발한 측두부를 2cm 정도 벗겨 전두부에 회전시키는 요령으로 가져가서 결합시키는 방법이 취해지고 있다. 그때 측두부는 양단을 붙여 봉합한다.

피부 이식은 '피부는 부여된 원래의 성질을 유지한다'라는 성질을 이용한 방법이다. 모발이 활발하게 활동하며 신장하고 있는 부분의 피부는 수술로 위치가 바뀌어도 전의 성질을 간직하고 계속해서 자란다는 점을 활용한 것이 피부 이식인 것이다.

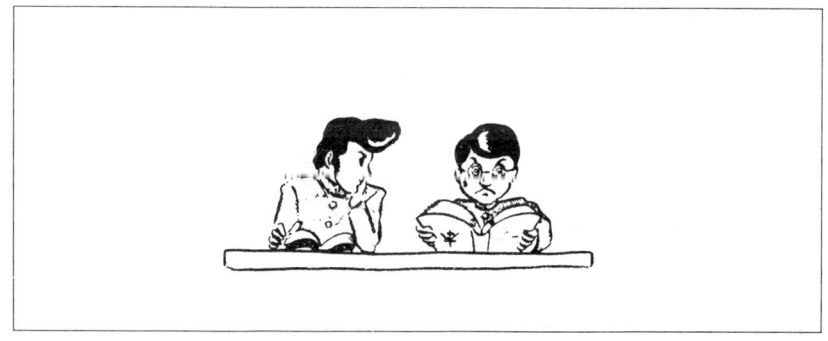

한편 식모의 원리는 모내기와 같은 것이라고 생각하면 될 것이다.

펀치라는 기구로 탈모 부분에 구멍을 뚫어 머리카락이 풍부한 부분에서 취한 모발을 수개 또는 원 세트씩 이식시키는 것이 일반적인 방법이다.

피부이식, 식모 모두 사용하는 모발은 자신의 모발에 한정되어 있다. 이 외 모간삽입법(毛幹揷入法)이라고 해서 탈모(자신의 것이든 남의 것이든 상관없다)를 넣는 방법이 있는데 고정력이 약할 것이다.

이상이 탈모에 대한 병원에서의 주요 치료법이다. 남성형 탈모의 경우는 우선 혈행 촉진, 자외선 등의 치료를 시험해 보아도 좋을 것이다. 이런 치료를 받고 있는 환자들을 보면 모발의 질이 부드러운 산모(産毛)에서 딱딱한 모발로 변해가는 것을 확실히 알 수 있다.

단, 탈모의 치료에는 본인의 노력이 불가결하다. 의사가 보아주는 시간은 적으므로 마사지하거나 식생활을 개선하거나 의사의 지도를 매일매일 일상 생활 중에서 실천해 가는 것을 게을리해서는 안된다.

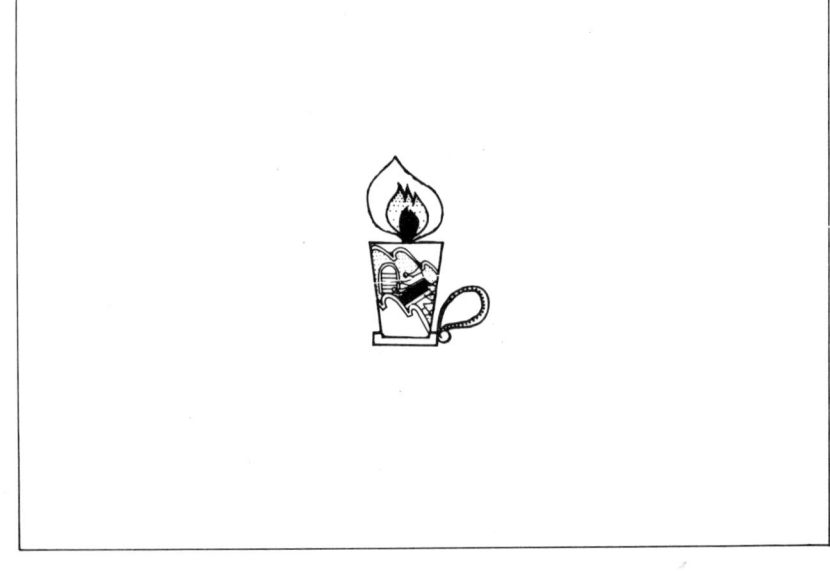

✱ 탈모의 원인과 그 대책

탈모를 가져오는 원인과 그 대책

탈모의 종류는 이렇게 많다

탈모에는 남성형 탈모 외에도 많은 종류가 있다. 그 만큼 탈모는 몸의 상태를 민감하게 반영하는 것이라고 할 수 있을 것이다.

탈모증에는 모발이 한번에 듬뿍 빠지는 타입, 서서히 수가 적어져 가는 타입 등 증상이 나타나는 상태는 여러 가지가 있다. 그러나 모든 경우에도 모발에 대해 그 어떤 마이너스 요인이 가해진 결과라는 것에는 다름이 없다. 이 마이너스의 자극은 대부분의 경우 세포 분열이 활발하게 행해지고 있는 모모 세포에 직접 작용한다. 즉 성장기의 한창 자라는 모발이 가장 장해를 받기 쉽다는 뜻이다. 모발은 몸의 다른 부분의 털에 비해 성장기가 길기 때문에 이 시기에 장해를 받는 정도도 자연히 커지는 것이다. 탈모증이란 본래 모발이 빠지는 것만을 가리키는 것은 아닌데 가장 현저하게 나타나는 것은 역시 두부(頭部)이다.

다음에 나타낸 것은 증상별로 분류한 탈모증의 종류이다. 이 표를 기본으로 각각의 탈모증에 대해 앞으로 설명해 가겠다.

남성형 탈모에 이어 많은 원형 탈모증

'원형 탈모증'이라는 말은 누구나가 한번은 귀에 듣는 말일 것이다.

사실 이 원형 탈모증은 남성형 탈모에 이어 많은 타입이므로 많은 사람이 관심을 가지는 것도 당연하다.

원형 탈모증이란 머리의 1군데 또는 수군데가 문자 그대로 원형으로 탈모되어 버리는 병으로 전자는 단발성원형탈모증(單發性円形脫毛症), 후자는 다발성원형탈모증(多發性円形脫毛症)이라고 불리운다.

원형탈모증은 문자 그대로 하룻밤 새에 모발이 빠져 버리는 정도로 증상이 돌발적으로 나타나 옛 사람들은 '귀신이 핥았기 때문에 털이 빠졌다'라고 표현했을 정도이다.

자각증상이 없기 때문에 타인에게 지적받고 비로소 알았다 라는 케이스가 많고 탈모가 언제부터 시작되었는지 불분명한 경우도 자주 있다.

탈모는 직경 2~3cm 정도 크기에서부터 시작되는 경우가 많은데 진행되면 크기도, 수도 증대되어간다.

원형의 탈모 부분이 서로 연결되어 증상이 진행되어 가면 마지막에는 머리 전체가 탈모되어 버리는 경우도 있다.

후두부(後頭部)나 측두부(側頭部)에 생긴 원형 탈모증은 특히 치료하기 어려워 사행성탈모증(蛇行性脫毛症)이라고 불리우며 달리 취급된다.

원형 탈모증 환자의 빈도 (1965~1977)

	환자수(명)
단 발 성	86
다 발 성	1,373
오 피 시 스 형	48
전 두 탈 모	351
범 발 성	59
합 계	1,917

그럼 이 원형 탈모증의 원인은 무엇인가 라는 말이 되는데, 사실 의학적으로는 아직 잘 알려져 있지 않다.

단, 원인의 한가지로써 면역의 이상이 있지나 않은가 라고 추측하는 사람도 있다. 모모(毛母)의 세포에 대해 몸 안에 항체가 생겨 이 항체에 의해 모모의 본래의 작용이 멈추고 모발이 빠져 버린다는 것이다.

또 한가지의 원인으로써 생각되는 것은 정신적인 강한 스트레스이다. 스트레스에 의해 혈액의 순환을 시키는 자율신경이 긴장되어 머리의 혈행이 나빠져 모발이 빠져 버리는 것은 아닐까 라고 생각하는 것이다. 사실 원형 탈모증에 걸린 사람들은 가정이나 직장에서 고민스러운 일을 짊어지고 있는 경우가 적지 않다.

초조해 하지 말고 느긋한 기분으로 끈기있게

그러나 원형 탈모증에는 의학적으로 어떤 치료법이 있을까.

경상인 경우에는 우선 국소 요법이 실시된다. 옛날부터 사용되고 있는 독발고(禿髮膏)나 독발수(禿髮水) 또는 부신피질 호르몬을 포함한 크림을 탈모 부분에 바르는 방법이다.

또 드라이아이스를 쵸크상으로 응고시켜 탈모부분의 피부에 3~4초 눌러 인공적으로 염증을 일으켜 무리하게 혈행을 왕성하게 하는 방법도 있다. 자극을 받은 부분이 확 뜨거워져 혈행을 좋아지게 하고 효과로써 발모를 촉진시키려는 방법이다.

이 외 앞의 '병원에서는 이렇게 치료한다'의 '자외선'의 항에서 설명한 PUVA를 이용하는 경우도 있는데 모든 방법이 머리에 자극을 주는 요법이라고 할 수 있을 것이다.

증상이 진전되어 탈모가 상당히 눈에 띄는 단계까지 가면 전신 요법이 필요하게 된다. 이 단계에서 사용되는 것은 그리티론정이나 사크레틴, 항히스타민제, 정신안정제, 부신피질 호르몬제 등의 내복약으로 몇가지를 조합하여 복용한다.

단, 여기에서 잊어서는 안될 것은 원형 탈모증은 정신적인 요인이 크

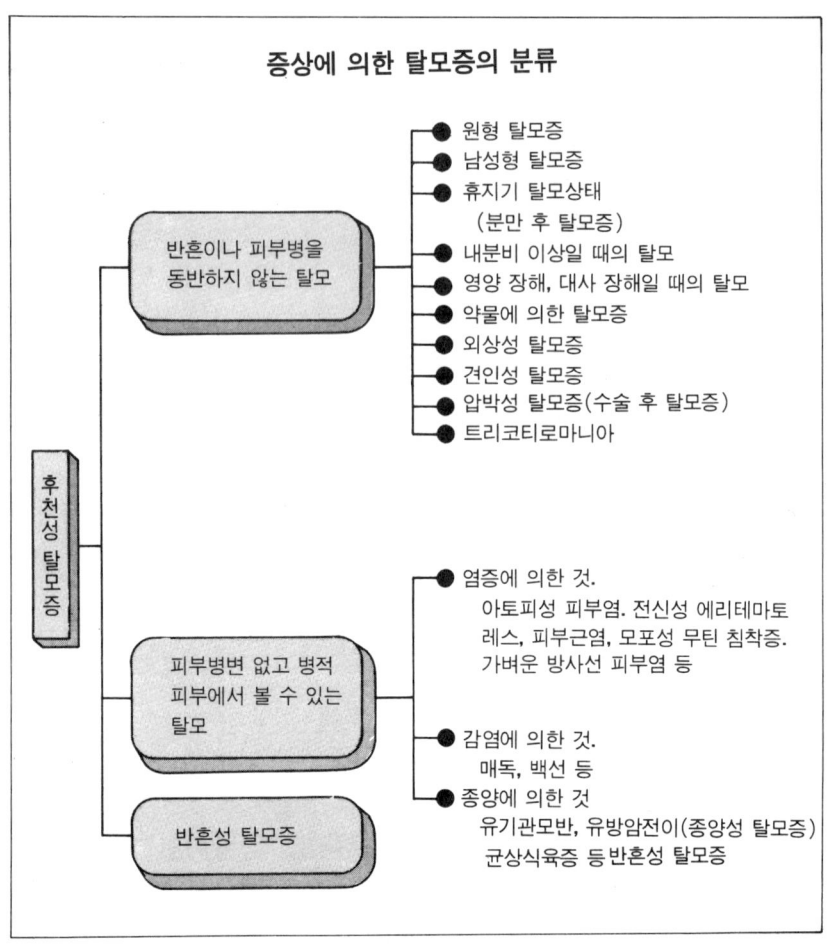

다는 것이다. 일찍이 모 대학 피부과가 실시한 조사에 다음과 같은 것이 있었다. 외래(外來)의 원형 탈모증 환자를 한쪽은 '이제 모발이 자라기 시작할 것입니다.'라고 안도감을 주는 그룹, 또 한쪽은 그런 격려의 말을 하지 않는 그룹으로 나누어 치료상태를 관찰한 바 안도감을 준 그룹에서는 60%의 사람이 치료되었음에 비해 그렇지 않은 그룹의 경우는 45% 정도밖에 치료되지 않았다는 조사 결과가 나온 것이다.

또 가발을 사용하게 하여 자신감을 주었더니 모발이 잘 자랐다 라는 보고도 있었다.

원형 탈모증의 치료는 의사를 우선 신뢰하고 '이제 무리다'라고 포기하지 말고 끈기있게 요법을 계속해 가는 것이 좋을 것이다.

고열을 내기도 하고 출산 후에 일어나는 휴지기(休止期) 탈모증

인플루엔자(유행성 감기, 독감)나 폐렴 등으로 고열을 낸 때 1~4개월 지난 뒤 모발이 빠지기 시작하는 경우가 있다. 성장기에 있던 모근(毛根)이 고열 자극 때문에 파괴되어 퇴축기를 거치지 않고 갑자기 최후의 휴지기로 이동해 가버리기 때문에 일어나는 탈모이다. 모주기가 정상 상태에 비해 짧아져 탈모를 일으키기 때문에 휴지기 탈모라고 일컬어진다. 빠진 탈모의 모근을 보면 모근이 곤모(棍毛)가 되어 있는 것을 알 수 있다. 이것으로도 모발이 휴지기가 되어 빠졌다는 것이 확실해진다.

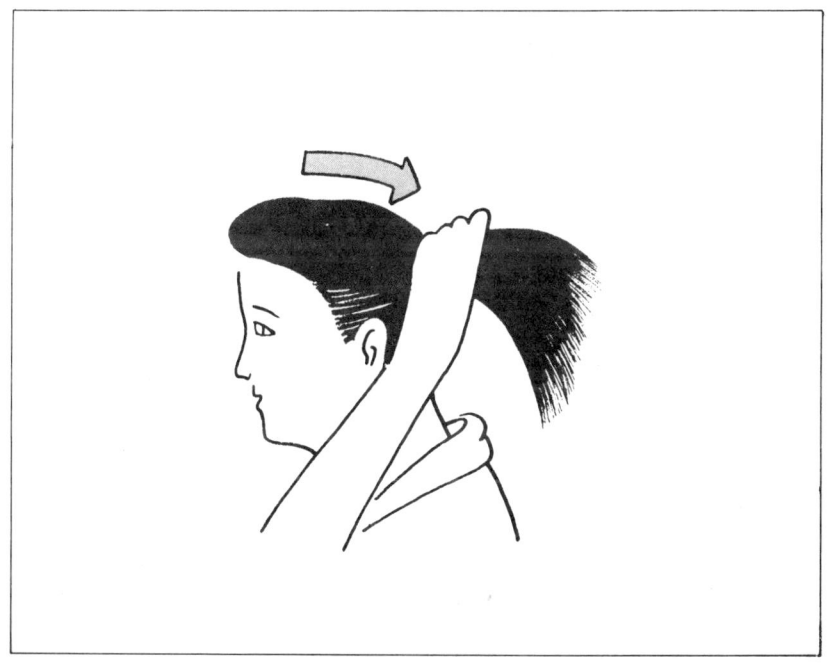

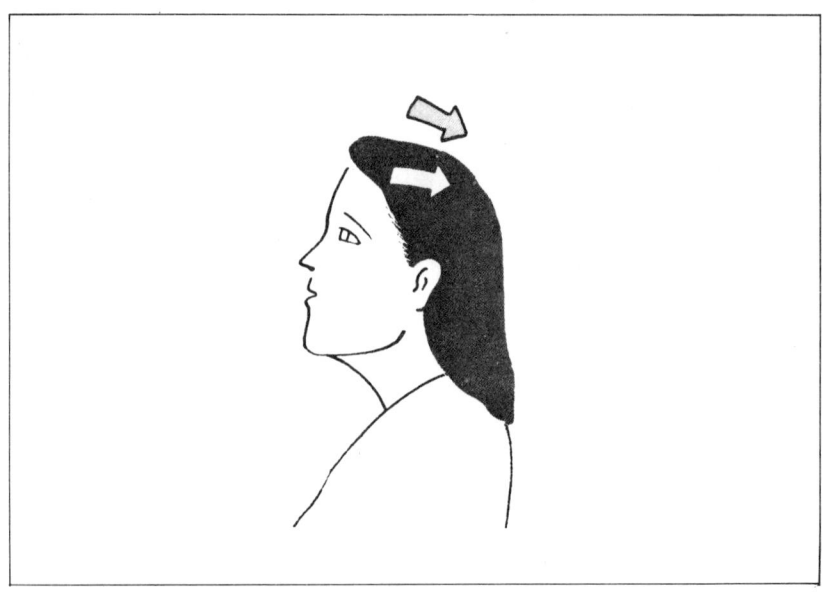

휴지기 탈모 중에서도 출산 후 2~5개월 정도부터 빠지기 시작한 경우는 특히 분만 후 탈모증이라고 불리운다. 이것은 임신 후기에 에스트로겐 등 호르몬의 영향으로 보통의 모주기가 스톱해 버려 빠지지 않았던 모발이 출산 후 한번에 휴지기를 맞아 빠지기 시작한 것이라고 할 수 있다.

정상적인 경우 모발 중에서 휴지기에 있는 것은 약 14%인데, 휴지기 탈모 상태가 되면 그 비율이 쑥 올라가 출산 후에는 24~46%에 달한다고 일컬어진다.

보통의 2배 이상이 일거에 빠짐으로 모발이 적어지는 것도 무리는 아니다.

단 휴지기 탈모의 경우에는 머리 전체의 모발이 빠지는 일은 없다. 출산 후 2~6개월 정도는 탈모가 계속되지만 점차로 회복되어 간다. 새롭게 자라는 머리가 정상인 모주기를 영위하기 시작하면 3~6개월이면 다시 원래대로 되는 것이 보통이다.

내분비의 이상도 탈모의 원인이

내분비 이상으로 탈모가 일어나는 경우도 있다. 주된 예를 몇 가지 들어보겠다.

① 하수체(下垂體) 기능 저하

하수체의 기능이 상실되어 일어나는 탈모이다. 모발 뿐만이 아니고 액모(腋毛)나 음모(陰毛)가 없어져 버리는 경우도 있다.

② 갑상선(甲狀腺) 기능 저하

머리에서 시작해서 체모도 적어진다. 특히 눈썹이 적어지는 것이 특징이다.

③ 갑상선 기능 항진

이 경우의 탈모는 때때로 원형 탈모증으로 진행된다.

④ 부갑상선(副甲狀腺) 기능 저하

머리숱 전체가 적어지는 듯한 기분이 든다. 모발은 건조하고 간단하게 빠지는 것이 특징이다.

⑤ 당뇨병

당뇨병의 컨트롤이 충분하지 않은 때 탈모 증상이 일어나는 경우가 있다.

이상과 같은 내분비 이상에 의한 탈모증은 원인인 기능 장해의 치료가 그대로 탈모 치료가 된다.

단 내분비와 모발의 관계는 아직 확실하게 해명되고 있는 것은 아니다.

탈모의 원인을 조사해 가다가 갑상선 호르몬의 이상에 막다르게 된 것도 반대로 갑상선 호르몬에 이상이 있으면 모든 사람들이 탈모한다라는 것은 아닌 것이다. 호르몬과 탈모 사이에 어떤 인과관계가 있는 것인가 앞으로의 연구가 기대된다.

영양불량이나 약물이 원인인 탈모도 있다

전에도 언급했듯이('발모의 조직'의 항) 모발은 몸 중에서 가장 세포 분열이 극심한 곳이다. 그런 만큼 항상 많은 영양을 필요로 하고 있다.

영양 불량을 일으키면 모모가 위축되고 모주기도 짧아져 탈모를 일으킨다. 영양 상태가 좋아지면 탈모도 멈추는데 만일 개선되지 않으면 모발이 한개도 없는 완전 탈모가 되어 버릴 가능성도 있다.

다음은 약물에 의한 탈모이다. 이 타입의 탈모는 약물의 종류에 의해 증상이 조금씩 달라진다.

원인이 되는 약품의 대표라고 하면 항암제일 것이다. 항암제는 본래 세포 분열을 억제하기 위한 약품이다. 암세포에 작용하도록 만들어져 있으니 모발의 모모에까지 작용하여 모모 세포의 분열을 억누르기 때문에 모발이 빠져 버리는 것이다.

본래 모발의 세포 분열이 불가능해지는 만큼 암세포에도 효과가 있는 것이지만 ……

이 외에 약물 중독에 의해 케라틴 합성이 불가능해지며 모발의 성장이 멈추고 발모에 이르는 경우도 있다.

모든 경우는 약물의 작용을 받은 뒤 10~12일 지난 무렵 탈모가 시작되고 원인이 되는 약물의 사용을 중지하면 원래대로 치료된다.

아토피성 탈모가 상한 모근

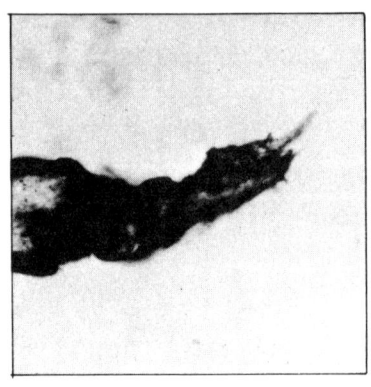

잡아당기기 때문에 빠지는 외상성(外傷性) 탈모증

외부로부터의 그 어떤 쇼크가 원인이 되어 모발이 빠지는 것을 외상성 탈모증이라고 하고 다음과 같은 몇 가지 종류가 있다.

① 견인성(牽引性) 탈모증

문자 그대로 잡아당겨져 모발이 빠지는 것을 이렇게 말한다. 기계에 말려 한번에 빠지는 케이스도 있지만 대부분은 장기간에 걸쳐 계속해서 잡아당겨지기 때문에 일어난다.

② 압박성(壓迫性) 탈모증(수술 후 탈모증)

요추 마비 등이 필요한 수술을 받아 골반을 높이고 머리를 계속 낮추고 있을 때 등 그 후에 모발이 빠지는 경우가 있다. 이것이 압박성 탈모로 다른 이름으로 수술 후 탈모증이라고 한다. 머리가 압박되어 영양이 이르지 못했기 때문에 일어나는 탈모로, 토끼를 고정시키고 머리에 무거운 것을 얹는 실험에서는 수시간 후에 탈모를 볼 수 있다.

③ 트리코티로마니어

어떤 일이 강요되어 강한 노이로제 상태에 빠져 환자 자신이 자신의 머리를 잡아당기는 증상으로 여자들에게서 가끔 볼 수 있다. 심해지면 그 머리를 먹어버리는 경우도 있다.

일종의 정신병으로 치료로는 정신 요법이 주가 된다.

피부병이 원인인 탈모 증상

피부에 병이 있을 때도 종종 탈모가 일어난다.

그 중에서도 최근에 늘고 있는 것이 아트피성 피부염에 의한 탈모이다. 아트피란 '이상한 병'이라는 의미로 체질과 큰 관계가 있다. 탈모를 일으키고 있는 주변의 두피가 빨갛게 거칠어져 있음을 알 수 있다. 원형 탈모증과 약간 비슷하지만 탈모 부위의 경계가 확실치 않고 모혈(毛穴)에는 꺾인 모발이 검게 점점히 남아 있는 것이 보통이다.

알레르기성 피부염이라고 생각되며 하의스다스트나 진드기 등이 주요 원인이라고 일컬어지고 있다.

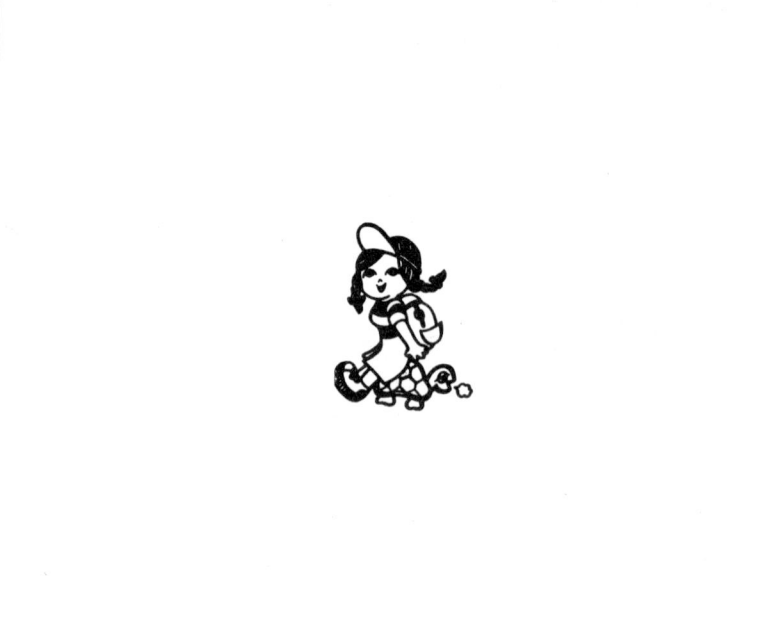

또 전신성 에리테마토데스, 피부근염(皮膚筋炎) 등 소위 교원병(膠原病)도 모발이 빠지기 쉬워진다. 그 기초에는 두피에 관염(管炎)이 있어서 이것이 모발에 영향을 미치기 때문일 것이다.

또 매독이나 한센병, 백선(白癬) 등의 감염병도 모발에 있어서 큰 적이다. 매독의 경우 탈모는 제2기의 징조이고, 한센병은 뇌종성침윤(癩腫性浸潤)이 모포를 침입하고, 백선은 균이 모포 속의 털을 파괴하기 때문에 각각 탈모가 진행된다.

유방암 등에서도 탈모를 볼 수 있다. 얼핏 보면 원형 탈모증 증상과 비슷하지만 조직 검사로 조사해 보면 그 부분으로 전이된 암이 있다는 것을 알 수 있다. 종양성 조직이 모발이 성장할 부분을 점거해 버려 살아갈 여지를 주지 않는 상태라고 생각하면 이해하기 쉬울 것이다.

이상의 탈모는 원인이 되는 병을 치료하는 것이 제일이다.

영구 탈모로 연결되는 반흔성(瘢痕性) 탈모증

밖에서 보아 분명히 반흔(瘢痕)이 있고 여기에 탈모가 동반되고 있는 경우를 반흔성 탈모라고 한다. 반흔이 생기는 원인에는 다음과 같은 것을 들 수 있다.

① 감염에 의한 것

케르스스독창, 옹, 탈모성모포염(脫毛性毛包炎), 대상포진(帶狀疱疹) 등의 감염증에 의해 반흔과 탈모가 일어난다. 매독의 후기에 나타나는 증상도 이 일종이라고 생각된다.

② 특수 질환

원판상 에리테마토데스, 편평대선(扁平苔癬), 강피증 등으로도 일어난다.

③ 화학적 외인

산과 알칼리의 자극으로 탈모된다.

④ 물리적 외인

열탕이나 대량의 방사선을 쏘이면 반흔과 함께 털이 빠져 버린다.

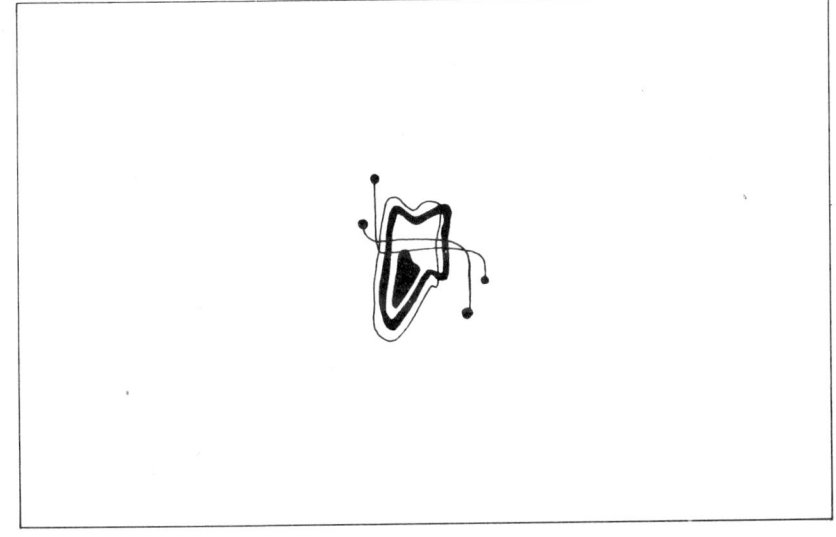

① 잘못 알고 있는 육모상식(育毛常識)

잘못된 것 투성이인
육모 상식 총점검

모자를 써도 탈모가 될 걱정은 없다

옛날부터 탈모는 남성에게 있어서 고민거리였다. 민간 요법이나 전해지는 요법이 많은 것도 그 증거라고 할 수 있을 것이다. 그러나 이런 말 중에는 물구나무서기를 해서 머리에 피가 가도록 하면 모발이 난다? 라는 상당히 난폭한 방법도 포함되어 있다. 실제로 어느 정도의 효과를 기대할 수 있을지 지금 한번 검토해 볼 필요가 있을 것이다.

이전부터 탈모를 조장하지는 않을까 해서 경원시되고 있는 것 중 하나가 모자였다. 프랑스의 쟝 쟉크 루소가 '자연으로 돌아가라'라고 외치며 무모주의를 제창, 그 때 '문명국의 모자를 만든 인종일수록 대머리가 많지 않은가'라고 한 때부터 세계적으로 퍼져 나간 것이 이 설이다.

그러나 실제로 모자와 탈모와는 그다지 관계가 없다. 모자의 테가 닿는 부분은 근육이고 스폰지와 같이 탄력이 있으므로 다소 조여져도 상관 없을 것이다.

마찬가지로 가발이나 헬멧, 검도(劍道) 면도 걱정할 것 없다.

단 무엇인가를 쓰면 머리가 더워져 땀을 흘리게 되는 일이 많다. 땀을 흘려 두피를 불결하게 해두면 탈모를 조장하게 되므로 청결하게 평소부터 주의해 두어야 하는 것이다.

'머리를 너무 쓰면 대머리가 된다' 이런 말을 들었다. 그러나 물론 이 것은 미신이다. 탈모는 머리의 혈행 장해로 일어나는 것인데, 머리를 혹 사한다고 해서 두개골이 커져 두피에 틈이 없어지는 일 등은 전혀 생각 할 수 없기 때문이다. 스트레스를 안고 이것 저것 고민해서는 좋지 않 지만 공부를 하느라고 머리를 쓰는 것 정도로는 탈모의 원인이 되지 않 는다.

그 점에서는 '끙끙 앓고 있으면 좋지 않다'라고 말하는 편이 나을 것 이다.

두피에 자극물을 바르는 것은 분명히 유효하지만…

탈모를 방지하기 위해 두피에 무엇인가를 바르는 방법도 옛날부터 전해져 왔다. 생강이나 양파의 즙, 쌀겨, 겨자, 고추의 열매를 끓여낸 것, 알로에 즙……. 실로 여러 가지의 것이 바르는 약의 후보가 되어 있다.

이들은 모두 머리의 혈행 촉진을 겨냥한 방법으로, 바르는 것에 의해 마사지의 효과도 기대할 수 있으므로 합리적인 방법이라고 할 수 있을 것이다.

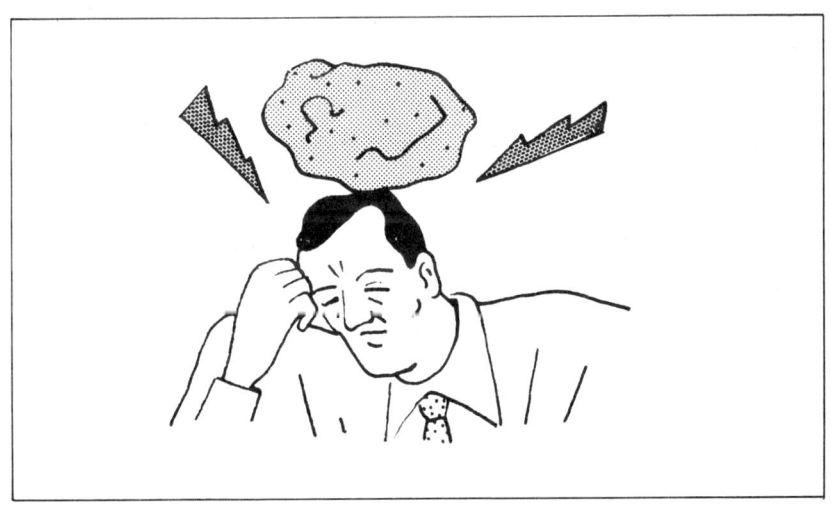

단 헤어 토닉 류가 많이 나도는 요즘 일부러 생강을 즙을 내어 바를 필요는 없지 않을까. 헤어 토닉에는 대부분 알콜이 함유되어 있어 그 때문에 바르면 두피가 확 뜨거워진다. 이것은 국부적으로 충혈이 일어나기 때문에 혈행이 촉진되고 있는 증거이다.

영양제가 들어 있는 헤어 토닉도 출하되고 있으나 영양소는 본래 입으로 넣어 피를 통해 전신을 돌아 세포에 흡수되는 것이지 밖에서 발라 세포에 이르게 하는 것이 아니므로 효과에는 그다지 차이가 없고 혈류유통을 증가시켜 모근에 영양을 주는 것이 바람직하다.

만일 생강이나 양파의 즙 등 옛날부터 쓰이던 소재를 모리에 바를 때는 체질에 따라 맞지 않는 것도 있으므로 미리 두 팔에 발라 보고 다음날이나 2틀째에 이상이 없는 것을 확인한 다음 사용하는 편이 무난할 것이다.

그러나 모근은 산성비 같은 약한 독성물질에도 타격을 받을 정도로 약하므로 민간요법적인 차원에서 만들어진 것보다는 한약재를 고도로 정제한 후 혼합하여 만든 제품을 사용하는 것이 효과도 확실하고 부작용도 없다.

발모 촉진에는 해초보다 카레라이스 쪽이 좋다

탈모 대책에는 식사의 얘기가 따르기 마련이다.

그 중에서도 유명한 것은 해초가 모발에 좋다는 말이다. 그런데 그것이 사실일까. 결론부터 말하자면 그다지 의미는 없는 것 같다.

본래 이 설은 해초에 포함되어 있는 요오드가 모발에 좋다는 사고방식에서 온 것이다. 그러나 모발의 성분을 분석해도 요오드는 그다지 많지 않다. 해초는 다른 칼슘을 주로 한 미네랄, 젤라틴, 물 등으로 만들어져 있는데 모발의 영양이라는 점에서 보면 탈모 방지나 발모에 효과가 있다고는 생각되지 않을 것이다.

그럼 염분이나 자극물이 두발에 좋지 않다는 말은 어떤가.

염분은 장기에 걸쳐 너무 많이 먹으면 수분 섭취량이 늘어 심장에

부담을 준다는 난점이 있다. 게다가 고혈압을 일으키는 일도 있으므로 몸을 위해서는 삼가하는 편이 좋을 것이다. 그러나 모발에 직접적인 영향은 없는 것 같다.

또 한 가지, 향신료는 이들과는 반대로 모발에 좋은 영향을 줄 것으로 기대된다.

향신료는 맛을 드러나게 하는 역할을 한다. 적당하게 사용하여 맛있게 먹으면 그 만큼 영양이 효율적으로 흡수되고 모발에 좋은 결과를 얻을 수 있기 때문이다.

알콜도 그 한 가지로 혈관을 확장시켜 혈행을 좋아지게 할 뿐만 아니라 스트레스 해소에도 도움이 되므로 적당한 음주는 오히려 권할 만하다.

한편 같은 기호 식품이라도 담배는 혈관을 수축시키므로 피우지 않는 편이 좋을 것이다. 그렇다고 해도 담배를 피우는 편이 스트레스를 해소할 수 있다고 한다면 꼭 담배를 피우지 않아야 한다고 말할 수도 없다.

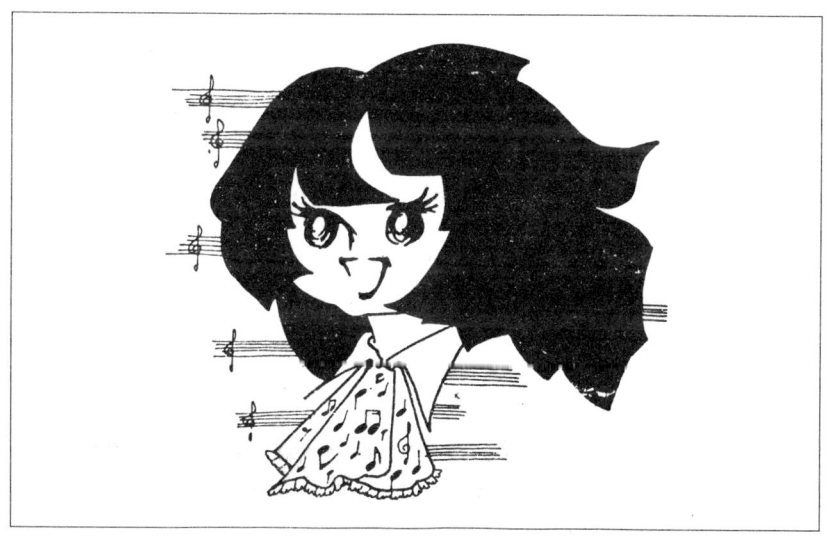

'머리가 적은 사람 중에 위암이 적다'라는 말은 거짓말

'모발은 자르면 굵어진다' 이것도 자주 듣는 이야기이지만 신빙성이 결여되어 있다. 한때 염증을 일으켜 굵어졌다고 해도 본래의 굵기로 되돌아가는 것이다.

동양의학의 사고방식에 기반을 둔 방법은 그 메카니즘이 분명하지 않지만 오랜 세월에 걸쳐 경험이 집적되어진 지혜는 존중해야 하는 것이다. 침이나 뜸, 한방 요법도 마찬가지이다.

마사지에 발모 촉진 효과가 있다는 것도 혈행 촉진 점에서 보면 충분히 맞는 것이다. 가능하면 혈관이 측두부에서 두상을 향해 달리고 있다는 점을 고려해 두고 두피 전체를 아래에서 위로 들어올리듯이 마사지하면 한층 효과적이다.

탈모 방지, 발모 촉진이 여러가지로 일컬어지며 그 한편으로는 '대머리치고 악인은 없다', '머리 숱이 없는 쪽이 정력적이다'라는 식의 탈모로 고민하는 사람을 격려하는 말도 돌고 있다. 그러나 이것도 확실한 통계를 얻고 있는 것은 아니고 긍정할 수 없다.

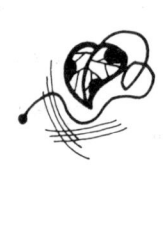

한때 머리 숱이 적은 사람에게는 위암이 적다 라는 말이 있던 때가 있었는데 이것도 의문이다.

통계는 아무래도 그룹을 대상으로 하여 나오는 수치이므로 그 그룹에 따라 수치가 전혀 다르므로 한정된 숫자로 실시한 조사 결과를 일반적으로 적용하는 것은 무리일 것이다.

용이한 방법만을 행하지 말고 바른 지식을 익혀 미래지향적으로 탈모 대책을 강구하기 바란다.

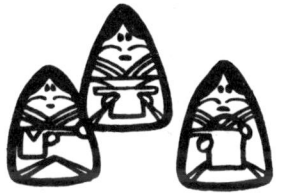

② 잘못 알고 있는 육모상식(育毛常識)

탈모가 걱정이 되는 사람이 삼가해야 할 것

부지런히 샴푸하고 청결을 유지한다

탈모 방지를 위해 평소부터 주의를 하는 것이 중요하다. 이 책의 마무리로 탈모 세대가 일상 생활에서 주의해야 할 것에 대해 다루도록 하겠다.

우선 첫째로 머리를 불결한 채 방치해 두는 것은 금물이다. 더러워진 느낌이 들면 부지런히 샴푸하는 습관을 익혀두자.

샴푸 후의 드라이어 사용에도 주의한다. 급속한 건조는 머리를 상하게 한다. 논에 물을 댄 뒤 강한 햇빛이 비치면 논 바닥이 갈라지는 것을 본 사람이 있을 것이라고 생각한다. 같은 일이 모발에도 일어나 드라이어의 열풍으로 머리가 갈라져 버리는 것이다. 이렇게 되면 두발이 약해지고 근원(根元)이 무사해도 도중에 꺾여버리는 것이다. 가능한 자연 건조에 가까운 형으로 말리는 것이 이상적이므로 드라이어를 사용할 때는 꼭 머리에서 20cm 정도는 떼어 바람을 보내도록 배려를 하기 바란다.

브러시를 사용할 때도 가능하면 나일론제나 금속제는 피하는 편이 현명하다. 모발을 비비면 정전기가 일어나고 모발이 서로 붙어버린다.

그대로 브러싱하면 모발을 당기게 되므로 나무 빗 또는 동물성 브러시를 사용하도록 한다. 그리고 두피와의 마찰을 생각해서 끝이 둥글고 부드러운 브러시를 선택한다.

옛날부터 머리에는 회양목 빗이 좋다고 일컬어져 왔다. 이것은 회양목이 살갗에 닿아도 좋은 재질로 되어 있기 때문이다. 그리고 회양목은 유분을 흡수하는 성질이 있다. 동백 기름에 담그어 빗 손질을 하면 나무결에 기름이 배어 머리를 빗을 때에도 스무스하게 빗이 통과하는 것과 동시에 유분을 줄 수 있다는 점에서도 좋았던 것이다.

선인들의 지혜를 우리들은 물려받아야 할 것이다.

또 퍼머는 머리를 상하게 한다. 머리에 있어서는 '자연의 상태가 최고'라는 것을 잊어서는 안될 것이다.

단백질 · 비타민은 듬뿍, 지방은 삼가한다

당연한 이야기이지만 다음에 명심해야 할 것이 규칙 있는 생활을 보내는 것이다.

수면은 충분히 취하는가.

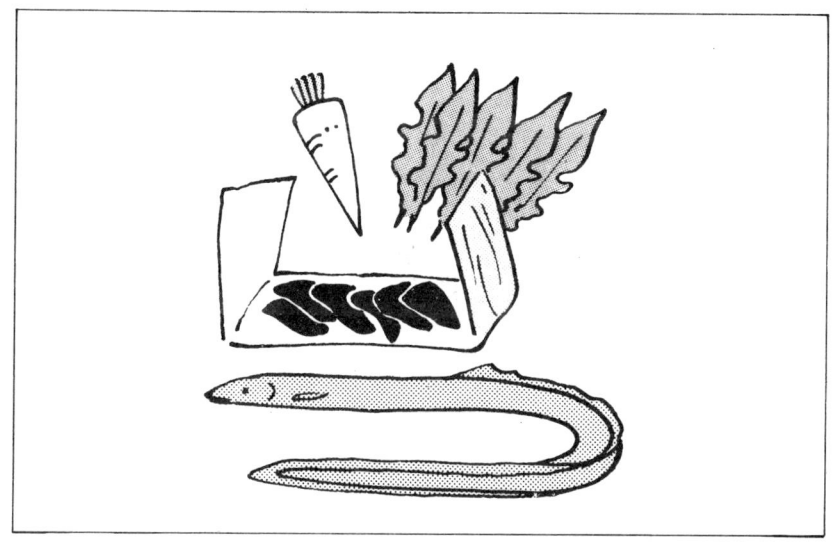

자는 것도 영양 보급이라고 생각하여 소홀히 해서는 안되는 것이다. 철야도박 등은 삼가하자. 초조하게, 게다가 잠도 자지 않는 것은 혈행 장해에 의한 탈모를 초래한다.

영양은 영양제에 의존하지 말고 음식물을 충분히 섭취해야 한다.

발모에 좋은 영양소는 단백질의 유황(硫黃), 거기에 비타민A, B_2, B_6 이다. 간이나 장어, 과일, 녹색 야채 등은 특히 권하고 싶다.

많은 음식물에서 여러 가지 영양소를 섭취하면 전체적으로 밸런스가 잡힐 것이므로 편식은 삼가한다.

또 최근에 식생활이 구미화되어 지방의 섭취가 늘고 있는데 이것은 비듬의 요인이 될 가능성도 있다. 동물성 지방보다 식물성 지방 쪽이 좋다 라고 하는 사람도 있지만 모발에는 어느 쪽이든 피해야 한다. 동물성이냐 식물성이냐에 신경을 쓰는 것 보다는 오히려 섭취하는 지방의 절대량을 줄이도록 연구해야 할 것이다.

탄수화물도 대량으로 섭취하면 에네르기로써 다 쓰이지 않고 체내에서 지방으로써 축적되어 버리므로 과식은 삼가하는 편이 좋을 것이다.

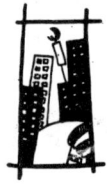

스트레스를 쌓지 말고 자신을 가져라

그리고 마지막으로 스트레스 과잉의 생활을 피하는 것이다.

현대 사회에서는 누구나가 다소의 스트레스를 가지고 있는 것이 보통일런지 모른다. 그러나 특히 모발에 관한한 스트레스는 유해한 것이다. 취미나 스포츠로 기분 전환을 기하기 바란다.

특히 탈모가 눈에 띄기 시작하면 모발을 걱정하게 되는데 이것은 금물이다.

원형 탈모증에서도 탈모 자체가 콤플렉스가 되어 스트레스를 조장, 악순환을 반복하여 치료가 길어지는 사람이 많이 있다. '어쩌면 치료되지 않을지도 모른다?'라는 걱정이 오히려 사태를 악화시키는 것이다.

본인에게 있어서는 중대한 일이지만 어떻게 해서든지 스트레스에서 벗어나야 한다.

병원에서는 탈모의 치료 중 발모가 시작되면 되도록 빨리 발견하도록 한다. 때로는 핀셋으로 잡아당겨 '자, 났지요'라며 안도감을 갖도록 노력하는 경우도 기분을 가지는 것에 따라서 혈행이 개선되고 모발의 육성 상태도 변해가는 경우가 있기 때문이다.

모발은 하루에 겨우 0.4mm 정도밖에 자라지 않으므로 발모해도 좀처럼 마음에 차지 않아 비관적이 되기 쉽다.

그러나 탈모를 치료할 수 있다고 믿고 하루에 5회~10회씩이라도 마사지하여 혈행 촉진을 기하고 탈모에서 탈출할 수단으로 삼아야 하는 것이다.

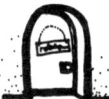

```
┌─ ─ ─ ─ ─ ─┐
 판   권
 본   사
 소   유
└─ ─ ─ ─ ─ ─┘
```

정확한
탈모 방지법

2003년 6월 25일 재판
2003년 6월 30일 발행

지은이 / 현대건강연구회
펴낸이 / 최 상 일

펴낸곳 / 太乙出版社
서울특별시 강남구 도곡동 959-19
등록 / 1973년 1월10일(제4-10호)

ⓒ2001, TAE-EUL publishing Co., printed in Korea
잘못된 책은 구입하신 곳에서 교환해 드립니다.

■ 주문 및 연락처
우편번호 ⌐1⌐0⌐0⌐-⌐4⌐5⌐6⌐
서울특별시 중구 신당6동 52-10/ (동아빌딩 내)
전화 / 2237-5577 팩스 / 2233-6166

ISBN 89-493-0183-0 13510

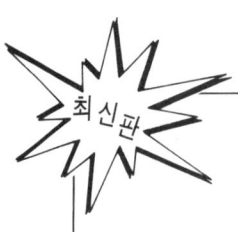
최신판

"太乙出版社가 엄선한 현대 가정의학 시리즈"